KB088527

100세
건강
주 권

ISHA GA OSHIERU ANATA NO KENKO GA KIMARU CHIISANA SHUKAN

© Zenji Makita 2021

First published in Japan in 2021 by KADOKAWA CORPORATION, Tokyo.

Korean translation rights arranged with KADOKAWA CORPORATION, Tokyo through Korea Copyright Center Inc.

Korean translation Copyright © 2022 by Cassiopeia Publishing Company

이 책은 ㈜한국저작권센터(KCC)를 통한 저작권자와의 독점계약으로 ㈜카시오페아에서 출간되었습니다. 저작권법에 의해 한국 내에서 보호를 받는 저작물이므로 무단전재와 복제를 금합니다.

중년의 건강을 좌우하는 최강의 무기,
헬스 리터러시의 힘

100세 건강 주권

마키타 겐지 지음 · 송한나 옮김

카시오페아
Cassiopeia

일러두기

• 본문의 각주는 모두 옮긴이주입니다.

프롤로그

이야기를 시작하기에 앞서 먼저 질문을 하나 던져보고 싶다. 지금 당신에게 가장 중요한 것은 무엇인가? 일? 경제적 여유? 아니면 행복한 인생? 물론 이것들도 중요하다. 하지만 진정으로 중요한 가치는 건강한 삶이 아닐까?

건강하지 않으면 당신이 인생에서 소중하게 여기는 것들을 손에 넣을 수 없다. 하지만 대부분의 사람들은 평소에 건강상의 큰 변화를 느끼지 못한다. 그렇기 때문에 건강의 중요성 같은 본질 따위는 깊게 생각하지 않는다. 그러나 건강은 한번 잃고 나면 좀처럼 회복이 어렵다. 삶의 질이 크게 떨어지고 난 후에 후회해도 그때는 이미 늦다.

이 책의 목적은 그런 실수를 저지르지 않도록 당장 오늘부터 실천할 수 있는 작은 습관들을 소개하는 것이다. 여기서 말하는 '작은 습관'이란 다른 책이나 인터넷 홈페이지 등에서 흔히 볼 수 있는 그런 내용이 아니다.

건강을 유지하기 위한 생활 습관에 대해서는 지금까지 이미 여러 사람이 각자의 전문 지식을 바탕으로 다양한 제안을 해왔다. 예를 들면, 일찍 자고 일찍 일어난다거나 미지근한 물로 목욕을 해서 긴장을 푼다거나 에스컬레이터 대신 계단을 이용하는 방법 등은 틀림없이 좋은 습관이다. 이러한 습관은 굳이 따로 설명할 필요도 없을 만큼 이미 많은 사람들이 아는 이야기다.

내가 이 책에서 추천하는 작은 습관들은 첨단 의학 지식을 기반으로 한 최신 정보다. 나는 오랫동안 당뇨병 전문의로 일하면서 지금까지 20만 명이 넘는 환자를 진찰했다. 당뇨병 전문의로서 나의 철학은 ① 합병증인 당뇨병성 신장병으로 인해 환자가 인공투석을 받지 않게 할 것, ② 당뇨병과 맞서 싸우고 있는 환자가 암이나 심장병 등으로 인해 사망하지 않도록 철저하게 지원하는 것이다.

이러한 철학을 바탕으로 진료를 하다 보니 결과적으로 나는 당뇨병 외에도 온갖 의학 분야에 관해 공부하게 되었다. 그리고 어떠한 질병이든 예방, 조기 발견, 최적의 치료, 이 세 가지가 필수라는 사실을 다시금 깨닫게 되었다. 이 중에서도 병에 걸리지 않는 것이 최선이다. 하지만 100세 시대인 오늘날, 평생 건강을 유지하기란 어려운 일이다.

100세 시대를 쾌적하고 건강하게 보내려면 병을 키우지 않는 생활 습관이 필요하다. 특히 병을 빨리 발견하여 초장에 잡고 최적의 치료법을 선택하기 위한 올바른 지식을 쌓는 습관이 중요하다. 어디선가 좋다고 들은 이야기를 제대로 이해하지도 않고 무턱대고 따라 하는 일은 이제부터 그만두자. 우리 몸을 아프게 만드는 원인에 대해 이해하고 정확한 지식을 쌓은 다음, 이 지식을 바탕으로 우리 몸을 건강하게 만들어줄 행동을 습관으로 삼아야 한다. 그것이야말로 100세 시대를 위한 진정으로 가치 있는 작은 습관이다.

마키타 젠지

목차

1장 · 건강을 지키려면 제대로 알아야 한다

2장 · 100세 건강 주권을 위한 최강의 식사 습관

3장 · 이것만은 절대 금물! 꼭 피해야 할 식사 습관

4장 · 100세 건강 주권을 위한 최강의 행동 습관

5장 · 100세 건강 주권을 위한 최선의 사고 습관

6장 · 100세 건강 주권의 핵심 장기, 신장에 주목하라

건강을
지키려면
제대로
알아야 한다

건강을 좌우하는 최강의 무기, 올바른 지식

지난 몇 년간 신종 코로나바이러스감염증-19(이하 '코로나19') 환자가 급증하면서 우리는 매우 곤란한 상황에 놓이게 되었다. 일본의 경우, 코로나19로 인한 사망률은 그다지 높지 않으나 발생 초기에는 실체가 확실하게 드러나지 않아서 사람들이 극심한 두려움을 느꼈다. 이로 인해 지나치게 민감하게 반응한 나머지, 감염자가 아닌지 여부를 두고 서로를 감시하는 등 사회적 분위기도 경직되었다.

반대로 코로나19를 우습게 보다가 감염되는 사람들도 있었다. 나는 감염되지 않을 것이라는 근거 없는 자신감에 빠져서 부주의하게 굴다가 결국에는 목숨을 잃거나 완치 후에도 후유증을 겪는 사람들이 생기기도 했다.

이런 상황 속에서 질병을 정확히 두려워해야 한다는 주장이 점차 커졌다. 나 역시 어떤 질병이든 정확히 두려워하는 태도가 중요하다고 생각하는 쪽이다. 그리고 정확히 두려워하려면 반드시 정확하게 알아야 한다. 넘쳐나는 정보 속에서 가짜를 가려낼 줄 알아야하고, 새롭게 업데이트되는 지식을 정확하게 내 것으로 삼아야만 한다.

코로나19의 경우를 예로 들어보겠다. 코로나19가 비말뿐 아니라 공기로도 감염될 수 있다는 사실이 점차 드러나면서 사람들은 다수가 모이는 식사 자리를 피하고 환기를 자주 해야 할 필요성을 이해하게 되었다. 이처럼 질병 예방을 위한 올바른 정보를 제대로 이해하고 실천하는 것만으로도 아무 대책 없이 무방비하게 있는 사람보다 감염 위험을 현저히 줄일 수 있다. 즉, 올바른 건강 지식의 여부가 생사에 큰 영향을 끼치는 셈이다. 이는 비단 코로나19뿐 아니라 어떤 질병이든 마찬가지다.

나의 전문 분야인 당뇨병은 최근 전 세계적으로 환자 수가 급증하는 추세다. 하지만 이와 더불어 비약적으로 관련 연구가 발전하면서 뛰어난 치료법 또한 확립되고 있는 중이다. 이 사실을 안다면 당뇨병이 더 이상 고치기 어려운 심각한 질병으로 느껴지지 않을 것이다. 하지만 이런 지식이 없는 사람에게 당뇨병은 여전히 무서운 질병이다. 그뿐일까? 당뇨병을 고칠 수 있는 제대로 된 치료법에 대한 지식이 없으면, 혈당치가 높은데도 그대로 방치하는 바람에 신장병, 당뇨병 망막증, 당뇨병 족부 괴사 등 합병증이 심해진다. 결국엔 실명하거나 인공투석 또는 발 절단을 해야 하는 상황에까지 이르게 된다. 당뇨병 치료가 인공투석 단계까지 가면 이때부터는 생사가 걸린 문제가 된다.

실제로 내가 운영하는 클리닉에는 다른 병원에 갔다가 인공투석을 해야 한다는 이야기를 듣고서 제발 살려달라며 찾아오는 환자들이 비일비재하다. 안타깝게도 적절한 치료 시기를 놓치는 바람에 문제가 된 환자들인데 발병 초기에 정확한 지식을 갖고 있었더라면 이렇게 심각한 수준으로까지 병이 진행되지는 않았을 것이다.

그렇다고 해서 이 환자들이 그때까지 아무 치료도 받지 않고 마냥 병을 방치해두었던 것은 아니다. 대부분은 병원에 가서 진료를 받은 사람들이다. 문제는, 의사라고 해서 전부 정확한 지식을 가지고 있지는 않다는 사실이다. 당뇨병뿐 아니라 다른 여러 질병의 치료법은 하루가 멀도록 눈부시게 발전하고 있다. 이 사실을 모르는 의사는 최신 치료법과는 거리가 먼 치료밖에 할 수 없다. 그렇다고 의사들이 게으름을 부리느냐 하면 그것도 아니다. 매일 눈앞의 환자를 진찰하기에도 벅찬 나머지, 최신 치료법 공부를 하고 싶어도 시간이 없는 의사도 많다.

이런 현실이 썩 석연치 않을 것이다. 하지만 달리 방법이 없다. 남에게 자신의 건강을 온전히 맡겨서 손해를 보는 쪽은 환자 자신이다. 따라서 제대로 된 지식을 갖춘 의사에게 진찰을 받으려면 먼저 환자 스스로가 건강 지식이 있어야 한다.

건강을 유지하기 위해 필요한 정확한 정보를 분별하여 환자 자신에게 도움을 주는 능력을 '헬스 리터러시Health literacy'(건강 정보 이해력)라고 한다.

암도 마찬가지다. 암을 두려워하지 않을 사람은 없을 것이다. 그러나 '무서우니까 알고 싶지 않다', '일반인이 그런 지식을 어떻게 알 수 있겠느냐' 하는 태도가 가장 좋지 않다. 일본인 2명 중 1명은 암에 걸리기 때문이다.*

그러므로 어떻게 생활하면 어떤 암에 걸리기 쉬운지, 어떻게 해야 암을 조기에 발견할 수 있는지, 암 진단을 받으면 어떤 병원에서 어떤 치료를 받아야 하는지 등을 반드시 알아두어야 한다. 이는 전부 당신의 생명과 직결된 지식이기 때문이다.

---

* 국가암정보센터의 통계에 따르면, 한국인의 암 발생률은 2019년 기준, 인구 10만 명 당 275.4명이다.

이번 기회에
잘못된 편견을 버리자

사회가 풍요로워지면서 건강에 대한 사람들의 관심도 높아졌다. 일본도 예외는 아니어서 지금까지 다양한 건강식품이 유행했다. 그러나 대부분 일시적인 현상에 그친 이유는 정확한 지식을 바탕으로 하지 않은 탓에 아무 효과도 얻을 수 없었기 때문이다.

안타깝게도 건강에 관심이 많은 사람이라 해도 이상한 편견이나 낡은 정보에 사로잡혀서 그릇된 판단을 하는 경우가 많다.

예를 들면 약은 되도록 먹지 않는 것이 좋다고 믿는 사람이 많다. 고령자 중에 여러 종류의 약을 지나치게 많이 복용하는 환자가 있는 것은 사실이다. 여러 진료과에서 처방받은 약을 정리하지 않고 그대로 복용하는 데다 제대로 된 치료를 받는 방법도 모르기 때문이다.

오늘날에는 의학의 발전으로 뛰어난 효능을 발휘하는 약이 계속 개발됨에 따라 제대로만 복용하면 몸 상태가 훨씬 좋아질 수 있게 되었다. 이런 좋은 기회를 정확한 건강 정보에 대한 이해 없이 편견 때문에 놓치는 일은 바보 같은 짓이다.

게다가 약을 멀리하는 사람일수록 건강식품이나 건강보조식품은 열심히 섭취한다. 이들은 건강기능식품이나 건강보조식품은 약이 아니니까 조금은 과하게 먹어도 괜찮다고 생각한다. 말도 안 되는 착각이다.

중요한 내용이라서 뒤에서 다시 자세하게 설명하겠지만, 이러한 대표적인 건강기능식품 중 하나가 바로 프로틴Protein(단백질 보충제)이다. 이 책을 읽고 있는 당신 또한 건강을 위해 프로틴을 섭취하고 있을지도 모른다. 그렇다면 당장 그 나쁜 습관을 버리기 바란다.

혹은 건강을 위해 채소 주스를 자주 마시는 사람도 있을 것이다. 특히 남성 중에는 채소를 싫어하는 사람이 많아서 일일 채소 권장량을 한 번에 섭취할 수 있다는 광고에 현혹되어 주스에 의존하는 경향이 있다. 그러나 채소 주스에는 맛을 내기 위해 과일이나 당분을 첨가한다. 이렇게 과일이나 당분이 첨가된 주스를 마시면 당질을 과잉 섭취하게 되어서 오히려 건강을 해치게 된다.

그 밖에도 우리가 익히 알고 있는 건강 정보 중에는 바로잡아야 할 편견이 매우 많다.

병을 부르는 잘못된 생각 10

앞서 말했듯이 건강 정보라고 알려진 내용이라도 실제로는 정반대인 경우가 적지 않다. 다음의 예시로 든 10가지 항목을 한번 살펴보면서, 자신에게 해당하는 항목이 몇 개인지 체크해보자.

· 종합 건강검진을 받으니까 괜찮다. ☐

· 채소 주스를 마시니까 채소 섭취량은 충분하다. ☐

· 식단을 관리하면 콜레스테롤도 걱정 없다. ☐

· 약은 되도록 먹지 않는 편이 좋다. ☐

· 식사 후에는 움직이지 않고 쉬어야 한다. ☐

- 식사는 고단백으로 챙겨 먹어야 한다. ☐
- 신장이 나빠지면 투석할 때까지 기다리는 수밖에 없다. ☐
- 하루에 20분 이상 연속해서 걷지 않으면 효과가 없다. ☐
- 부모님이 치매에 걸리지 않았으니까 나도 걱정할 필요 없다. ☐
- 어떤 병이든 큰 병원에서 진찰을 받는 편이 좋다. ☐

앞의 10가지 내용 중에는 정확한 사실이라기보다 대다수의 사람들이 '그랬으면 좋겠다' 하고 바라는 항목도 있을 것이다. 그러나 안타깝게도 앞에 제시된 내용은 전부 잘못된 편견이다. 구체적으로 어떤 부분이 잘못됐는지는 이제부터 각각의 항목에서 자세히 설명하겠다.

인터넷에 떠도는 정보를 조심하자

인터넷이 발달한 요즘, 누구든지 신분을 감춘 채 자유롭게 어떤 내용이든 전달할 수 있게 되었다. 동시에 누구든지 자유롭게 그 내용을 열람하고 확인할 수 있다. 편리한 측면도 있지만, 가만히 생각해보면 무서운 일이다. 물론 악의를 가지고 인터넷상에 가짜 정보를 흘리는 사람은 이 책에서 전하고자 하는 이야기와는 경우가 다르지만 말이다.

내가 문제라고 생각하는 것은 해당 정보를 작성한 본인은 진짜라고 믿고 있는데, 사실은 틀렸거나 오래된 정보를 올린 경우다. 이런 실수는 전문가라고 불리는 사람들 사이에서도 발생한다.

가령, 어떤 사람이 건강검진에서 콜레스테롤 수치가 비정상이라는 지적을 받았다고 하자. 의사가 해준 설명만으로는 불안한 경우, 이 사람은 인터넷으로 정보를 찾으려고 할 것이다. 나도 시험 삼아 검색을 해봤는데 다양한 내용이 나왔다.

검색 결과, 콜레스테롤 수치가 비정상인 경우 식습관을 고쳐야 한다고 주장하는 인터넷 사이트가 여전히 많았다. 이런 주장들은 의사나 영양사로 일하는 사람들이 하는 이야기라서 그대로 받아들이기 쉽다. 그러나 실제로 음식이 콜레스테롤 수치에 끼치는 영향은 개인에 따라 크게 다르다. 따라서 콜레스테롤 수치를 정상화하는 데 식습관 개선이 얼마나 효과가 있는지는 의심할 수밖에 없다.

검색된 정보 중에는 콜레스테롤 수치가 높게 나와도 신경 쓸 필요가 없다는 주장도 있었다. 그렇게 주장하는 사람이 자신의 콜레스테롤 수치가 높은 상태를 방치하는 것은 그 사람의 자유다. 하지만 불특정 다수가 이 이야기를 그대로 받아들인 결과, 콜레스테롤 수치가 높게 나와도 신경 쓰지 않다가 어느 날 심근경색으로 인해 발작을 일으키게 된다면 그 책임은 누가 어떻게 질 것인가.

누구나 건강에 이상이 있다고 지적을 받으면 가능한 한 안심할 수 있는 정보를 찾아다니기 마련이다. 이대로 두었다간 심각해질 수 있다는 말보다는 크게 신경 쓰지 않아도 괜찮다는 이야기에 귀를 기울이게 되는 법이니 말이다. 그러다 보니 이렇게 무책임한 주장을 하는 인터넷 사이트의 글을 많은 사람이 클릭하게 되고, 조회 수가 많아지면 검색 엔진의 상단에 올라와 더 많은 사람에게 잘못된 정보가 노출되는 악순환이 발생한다.

지금까지도 콜레스테롤 수치에 대해서는 다양한 연구가 이루어져서 새로운 견해를 제시하고 잘못된 정보를 바로잡고 있다. 그리고 최신 정보에 따르면, 좋은 약이 개발되어 이 약을 복용하면 나쁜 콜레스테롤 수치가 낮아져서 심근경색을 예방할 수 있다(자세한 내용은 '습관 24 무턱대고 약을 꺼리는 태도를 버린다'를 참조하자). **우리가 가까이해야 하는 정보는 이와 같은 최신 의료 정보다.** 하지만 이러한 최신 정보를 접할 수 있는 인터넷 사이트가 거의 전무한 실정이다.

이처럼 인터넷상에 떠도는 정보는 불확실하기 때문에 한 번쯤 의심해야 한다. 이런 정보에 현혹되지 않으려면 정확한 정보를 선별하여 받아들이는 능력, 헬스 리터러시가 필요하다.

인생 100세 시대가 된 이유

    우리가 건강을 유지하고 싶다고 강하게 생각하게 된 이유 중 하나는 인생 100세 시대가 도래했기 때문이 아닐까? 역설적일 수 있으나 만약 70세 정도에 수명이 다한다면 우리는 지금처럼 건강해야 한다는 강박관념에 사로잡히지 않았을 것이다. 그저 마음 가는 대로 편하게 살다가 때가 되면 세상을 떠나는 것이 자연스러운 이치라고 생각했을 터다. 아마 나도 그랬을 것 같다.

    하지만 100세까지 산다고 하면 이야기가 달라진다. 치매에 걸리거나 거동이 불편해서 자리를 보전하는 일만큼은 어떻게든 피하고 싶다. 중병에 걸리면 치료비도 많이 들 텐데 수중에 그만 한

돈이 없다. 이런 생각을 하다 보면 결국 건강해야 한다는 결론에 도달하게 된다.

그런데 인생 100세 시대가 도래했다고 해서 그것을 수명이 늘어났다는 의미로 받아들여서는 안 된다. 지금까지도 일본인은 장수하는 편이었으나 거기서 수명이 더 늘어났다고 기뻐하는 일은 생각의 방향이 틀렸다. 왜냐하면 인간은 원래 120살까지 살 수 있도록 설계되어 있기 때문이다. 즉, 120살이 인간의 본래 수명인데 지금까지 아주 짧게 살았다고 이해하는 것이 맞다.

생물은 종에 따라 각자 정해진 수명이 있다. 예를 들면, 고양이의 수명은 대략 16살 정도다. 고양이가 80살까지 사는 일은 결코 없다. 같이 살던 반려동물을 먼저 떠나보내는 일은 슬프지만, 키우던 고양이가 16년을 살았다면 그 고양이는 건강하고 축복받은 생을 살았다고 할 수 있다.

그런데 주인이 무지하거나 자기만족을 위해 고양이에게 인간이 먹는 음식을 주면 당뇨병이나 암에 걸려서 정해진 수명보다 더 빨리 세상을 떠난다. 개나 고양이는 육식동물이라서 밥이나 빵, 단 음식을 섭취, 소화할 수 있는 신체 구조가 아니다. 생활환경이 혹독한 길고양이도 일찍 죽을 확률이 높다.

마찬가지로 인간도 원래대로라면 120살까지 살 수 있는 신체 구조를 가졌음에도 불구하고 각종 질병이나 사고로 인해 제 수명보다 더 빨리 죽는 것이다.

그래도 '인생 50세'라고 불리던 때에 비하면 현대 일본인의 수명은 길어졌다. 1947년에는 남녀 모두 평균수명이 50세 정도였다. 물론 당시에도 일흔 살 넘게 살았던 사람도 많았다. 그런데도 평균수명이 50세 정도였던 이유는 당시 영유아 사망률이 높았기 때문이다. 지금은 의학이 발달하여 영유아 사망률이 크게 줄었다. 의학의 발달은 성인 사망률의 감소에도 크게 기여했다. 이는 인간이 생각보다 훨씬 더 쉽게 죽지 않게 되었다는 뜻이다.

장수하려면
반드시 알아야 하는 지식

그렇다면 의학이 발전하여 평균수명 100세 시대로 나아가고 있는 상황에서 우리는 어떻게 해야 좋을까? 사실 수명이 늘어났다고 해서 그저 기뻐할 수만은 없다. 일단 평균수명이 늘었다고 해서 반드시 당신이 오래 살 수 있는 것은 아니다. 다른 사람들은 100세까지 사는데 자신만 70세에 죽는 일은 피하고 싶을 것이다.

반면에 한창 일할 나이인 사람들 중 굳이 100세까지 살 필요는 없다며 평균수명 연장을 부정적으로 받아들이는 사람이 꽤 있다. 하지만 아직은 먼일처럼 느껴져서 여유로울 뿐 실제로 70세가 가까워지면 그때는 더 오래 살고 싶다고 생각할 것이다.

여유로운 태도를 보이는 사람 중에는 '나는 짧고 굵게 살다 가 겠다'라며 큰소리치는 사람도 있다. 그러나 짧고 굵게 산다는 건 생각보다 쉽지 않다. 자신의 건강 상태를 고려하지 않고 엉망으로 살다가 중병을 얻고 쓰러져서 후유증으로 인해 오랫동안 거의 누 워서 지내는 말로를 맞이하는 사람도 많다. 즉, 몸과 마음 모두 가 능한 한 건강한, 삶의 질Quality of life이 높은 상태로 100세를 맞이하 려면 우리는 여유가 있는 지금부터 준비해야 한다.

하지만 그저 바라기만 한다고 해서 삶의 질이 높은 건강한 상태 가 저절로 이루어지지는 않는다. 아무리 우리 몸의 구조가 120세 까지 살 수 있게 설계되었다고 해도 각종 오염 물질과 스트레스에 노출된 환경에서 살아가는 현대인은 생애 중에 질병에 걸리기 쉽 다. 이에 대해서 올바른 행동을 취하지 않으면 당신의 바람은 이 룰 수 없다.

그렇다면 올바른 행동이란 무엇일까? 그 기초는 바로 지금까지 설명한, '제대로 된 지식'을 갖추는 것이다.

인간은 나이가 들수록 암을 비롯해 다양한 질병에 걸리게 된다. 이때 자신의 몸이 어떤 상황에 처해 있는지를 제대로 알고 있다면 조기에 적절한 치료를 받을 수 있다. 하지만 이러한 치료가 불가 능한 사람이 많다. 그 이유는 우선 일반적인 건강검진이나 종합검 진만으로는 생명을 위협하는 질병을 조기에 발견하기에 충분하지 않기 때문이다.

만약 질병을 조기에 발견했다고 하더라도 어디에서 어떤 치료를 받아야 하는지 잘못 판단해서 적절한 치료 시기를 놓치는 경우도 많다. 같은 의사라고 해도 치료법과 최신 정보에 대한 수준이 다양해서 공부가 부족하여 시대에 뒤떨어진 치료밖에 하지 못하는 경우도 많다.

하지만 그렇다고 해서 자신의 생사가 걸린 일을 그저 운이 없다고 치부하고는 손을 놓고 있어서는 안 된다. 결과를 책임지는 사람은 결국 지식이 없었던 당신이기 때문이다.

면역력이 삶의 질을 높인다

코로나19로 인해 우리는 개인위생이 얼마나 중요한지 뼈저리게 느끼게 되었다. 코로나19는 무엇보다 치료법이 확립되지 않은 새로운 질병이기 때문에 정부도, 의료 종사자들도 할 수 있는 일이 한정적이어서 결국 개인의 면역력에 의존할 수밖에 없는 상황이다.

실제로 동일한 상황에서 감염된, 같은 나이인 환자 중에서도 별 증상 없이 넘어가는 사람이 있는가 하면, 심각한 증상이 나타나거나 심지어 목숨을 잃는 사람도 있다.

그러나 냉정하게 생각해보면 이는 비단 코로나19에 국한된 이야기가 아니라 모든 질병에 걸쳐 해당한다. 단순한 감기에서부터 암에 이르기까지 면역력에 따라 예후가 달라진다. 가벼운 상처조차 면역력이 약하면 회복이 더딘 사실을 떠올리면 이해가 쉽다.

인생 100세 시대인 요즘, 살다 보면 이런저런 질병에 걸리기 마련이다. 이때 면역력의 차이에 따라 삶의 질도 크게 달라진다. 참고로 면역력이 높은 상태란 정확하게 표현하면 면역 시스템이 제대로 기능하는 상태를 뜻한다.

코로나19 관련 뉴스 보도 등을 통해 '인체의 면역 시스템이 폭주한다'라는 이야기를 들은 적이 있을 것이다. 우리 몸의 면역 체계는 외부에서 침입한 적을 쓰러뜨리기 위해 지나치게 힘을 발휘한 나머지, 자신을 공격하기도 한다. 이로 인해 사이토카인 폭풍 Cytokine storm(급성 면역 이상 반응) 증상을 유발하여 사망하는 경우도 있다. 류머티즘Rheumatism 같은 자가면역질환도 면역 시스템의 폭주가 원인이다.

즉, 아프지 않고 삶의 질을 높이기 위해서는 폭주하지 않고 최적의 기능을 발휘하는 면역력을 갖춰야 한다. 그렇다면 이상적인 면역력을 보유한 사람은 어떤 사람일까? 면역력 정도는 태어날 때부터 정해진 것일까? 그렇지 않다. 면역력 또한 정확한 지식을 바탕으로 한 올바른 행동 습관을 들인다면 충분히 향상될 수 있다.

건강에도 우선순위가 존재한다

건강검진 결과가 나오는 날, 회사에서는 대개 이런 대화가 오가
곤 한다.

"큰일 났어. 주의 항목이 3개나 있어."

"나쁘지 않네. 난 5개야."

아마도 다른 사람과 비교했을 때 나는 아직 괜찮다고 안심하고
싶어서 이런 대화를 주고받는지도 모른다.

하지만 주의 항목이 적게 나왔다고 해서 장수의 가능성이 더 높
은 것은 아니다. 문제는 건강검진 결과의 내용이다. 질병에는 확
실한 순위가 있다.

압도적인 1위는 암이다. 일본인의 암 발생률은 2명 중 1명꼴이며, 3명 중 1명이 사망하는 최강의 질병이다.* 게다가 암은 나이를 따지지 않는다. 단, 암이라고 해도 종류에 따라 위험 정도가 다르다. 가령, 췌장암과 전립선암은 예후가 완전히 다르다.

2위는 심근경색 같은 심장 질환이다. 비만 환자가 많은 미국의 경우, 심장 질환으로 인한 사망자 수가 가장 많다. 이처럼 암과 심장 질환은 사망자 수가 가장 많은 2대 질환이다.

그런데 3위부터는 조금 다르다. 과거 일본인의 사망 원인 3위는 뇌졸중이었는데 지금은 폐렴이나 노환 등도 증가하는 추세다. 그리고 삶의 질을 생각하면 알츠하이머 증후군도 심각한 질병에 속한다.**

이러한 중대 질병과 비교하면 당뇨 수치가 높다거나 중성지방이 많다거나 하는 것은 큰 문제가 되지 않는다. 모든 것에는 우선순위가 있으며, 건강 유지에 관한 문제에서도 그것은 마찬가지다.

다양한 검사, 적절한 치료, 체력을 키우는 운동, 몸에 좋은 식단, 스트레스를 해소할 수 있는 취미 등 삶의 질이 높은 100세 인생을

---

* 국가암정보센터의 통계에 따르면 국내에서 2020년 암으로 사망한 사람은 총 82,204명으로 전체 사망자(304,948명) 수의 27%를 차지한다.

** 2021년 9월 통계청이 발표한 '2020년 사망 원인 통계 결과' 자료에 따르면, 한국인의 10대 사망 원인은 암, 심장 질환, 폐렴, 뇌혈관 질환, 고의적 자해(자살), 당뇨병, 알츠하이머병, 간 질환, 고혈압성 질환, 패혈증 순이었다. 이 중 3대 사인인 암, 심장 질환, 폐렴에 의한 사망은 전체 사망의 44.9%를 차지했다.

위해서는 해야 할 일이 많다. 하지만 전부 다 하려고 들면 돈도 시간도 부족하다. 따라서 효율적인 취사선택이 필요하다.

예를 들어 건강을 위해 피트니스 센터에 다닌다고 하자. 한 달 평균 이용 요금을 약 12,000엔(한화로 약 12만 원)이라고 치면, 1년이면 약 14만 엔(한화로 약 140만 원)이 드는 셈이다.

하지만 운동은 집에서도 할 수 있으니 이 비용을 암 검사에 쓰는 것도 하나의 방법이다. 회사나 지방자치단체가 실시하는 건강검진에서 이상이 없다는 결과를 받았는데도 암으로 인해 사망하는 사람이 적지 않다는 점을 생각하면, 건강을 지키기 위해 이런 방법도 검토해볼 만한 여지는 충분하다. 그러니 1년에 한 번쯤은 암 정밀검진을 받는 습관을 들이는 것은 어떨까?

간과하기 쉬운 장기, 신장

지금부터 삶의 질이 높은 100세 인생을 보내기 위해서는 신장 건강이 매우 중요하다.

신장은 문제가 생기더라도 겉으로 증상이 잘 드러나지 않는 데다 심각한 상황이 아닌 이상 비명을 지르지 않는다. 하지만 인간이 생명을 유지하는 데 필요한 해독 작용을 담당하고 있으며, 신장이 제대로 기능하지 않으면 요독증*을 일으켜서 온몸에 독이 퍼져서 사망하게 된다.

---

* 신장의 기능 장애로 몸 안의 노폐물이 오줌으로 빠져나오지 못하고 핏속에 들어가 중독을 일으키는 병증.

자세한 내용은 6장에서 설명하겠지만 신장은 나이를 먹을수록 기능이 조금씩 떨어진다. 따라서 자각증상이 없어도 50대가 되면 이미 만성 신장병에 걸렸을 가능성이 있다. 하지만 다들 이 사실을 모른다. 잘 모르기 때문에 상태는 더 심해지고 결국 100세까지 살기 어려워진다.

신장 상태를 제대로 파악하기 위해서는 알부민뇨 수치 측정이 필수인데 이 검사는 일반적인 건강검진에서는 받을 수 없다. 건강 검진에서 많이 하는 검사인 혈청 크레아티닌 수치가 정상이면 괜찮다고 의사들도 믿기 때문이다. 그러나 혈청 크레아티닌 수치에 이상이 생겼을 때는 이미 늦었다고 봐야 한다.

40쪽의 그래프는 일본의 만성 신장병 환자 중 투석 환자 수와 사망자 수 추이를 나타낸 것이다. 한눈에 봐도 반드시 투석을 받아야 하는 중증 만성 신장병 환자가 급증하고 있으며 이로 인한 사망자도 늘어난 것을 알 수 있다.

앞서 의학이 크게 발전하고 있는 현상을 설명한 바 있다. 그 덕분에 예전에는 치료를 포기할 수밖에 없었던 암도 이제는 고칠 수 있게 되었다. 사람의 손으로는 실행하기 어려운 심장 수술도 요즘에는 로봇을 이용해 안전하게 진행할 수 있게 되었다.

이런 상황에도 불구하고 만성 신장병에 의한 사망자 수가 이렇게나 많이 증가한 사실을 결코 간과해서는 안 된다.

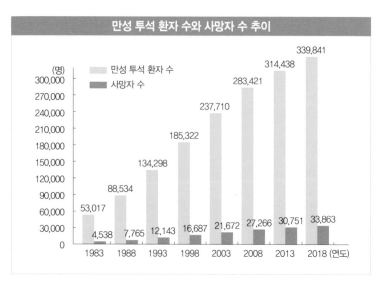

만성 투석 환자 수와 사망자 수 추이

(명)
300,000
270,000
240,000
210,000
180,000
150,000
120,000
90,000
60,000
30,000
0

만성 투석 환자 수
사망자 수

53,017
88,534
134,298
185,322
237,710
283,421
314,438
339,841

4,538 7,765 12,143 16,687 21,672 27,266 30,751 33,863

1983 1988 1993 1998 2003 2008 2013 2018 (연도)

출처: 2018년 일본 투석의학회 통계 조사 보고서

　　현재 일본의 만성 신장병 환자 수는 2,100만 명이나 되며, 이는 성인 5명 중 1명꼴에 해당한다. 이 결과는 세계적으로 저명한 의학 저널인《란셋》에 보고된 확실한 최신 데이터다.*

　　더욱이 일본인은 신장병에 걸린 경우, 투석이 필요할 정도로 악화하는 사례가 매우 많은데, 그 비율은 대만 다음으로 높은 2위다.

　　신장은 침묵의 장기라서 암이나 심근경색처럼 지금 당장 치료를 받아야 하는 상황에 빠지는 경우가 흔하지 않아 의사도 큰 관

---

* 건강보험심사평가원에 따르면 국내 만성 신장병 환자 수는 2019년 기준 24만 9,283명이다. 이는 최근 5년 사이 46%나 증가한 수치다.

심을 기울이지 않는다. 그래서 신장병 전문의도 많지 않은 편이고 대학병원 등 대형 의료 시설에서 진료를 받아도 신장에 이상이 있다고 지적을 받을 기회가 거의 없다. 상황이 이러하니 사람들이 신장 건강에 무관심한 것도 무리는 아니다.

통계를 봤을 때 일본인의 사망 원인 중 신장 질환은 7위를 차지한다. 그러나 만성 신장병에 걸리면 병 자체는 비교적 경증이라 해도 심근경색이나 뇌졸중에 걸리는 비율이 훨씬 높다. 즉, 신장병으로 사망하기 전에 심근경색이나 뇌졸중으로 인해 목숨을 잃게 되는데, 신장병의 합병증으로 발병한 심근경색이나 뇌졸중으로 사망할 확률은 신장병 자체로 인한 사망률보다 4배나 많다.

이 말은 곧 만성 신장병에 걸리면 수명이 단축된다는 뜻이다. 게다가 투석은 삶의 질을 현저하게 떨어뜨린다. 일주일에 3일, 1일 4시간 정도 시간을 할애해야 하기 때문에 일도 여행도 불가능하다.

따라서 100세 인생을 멋지게 보내기 위해서는 신장을 소중히 여기는 습관을 들여야 한다.

새로운 시대를 위한 작은 습관

거듭 이야기하지만 이 책을 통해 내가 독자에게 전달하고 싶은 작은 습관은 흔히 말하는 낡아빠진 정보가 아니다. 새로운 시대에는 새로운 지식이 필요하다.

앞으로는 의료 서비스가 다양해지면서 전문 클리닉이나 자유 진료(비급여 진료)도 늘어날 것이다. 자유 진료라는 말을 들으면 기상천외한 치료를 하면서 비싼 진료비를 받는 수상한 의료 종사자를 떠올릴 수도 있다. 실제로 말기 암 환자를 상대로 근거 없는 유사 치료 행위를 하는 비양심적인 사람이 적지 않다.

하지만 환자들에게 눈부시게 발전하고 있는 최신 의료를 신속하게 제공하기 위해서 자유 진료 분야에서 새로운 치료법을 시도하는 의료 기관도 늘고 있다.

인생 100세 시대에는 이러한 최신 의료 정보를 정확하게 숙지하고 진짜로 자신에게 필요한 정보를 받아들일 줄 아는 지성이 필수라고 생각한다.

의학은 다른 어떤 분야보다도 급격하게 변화하는 역동적인 학문이다. 때로는 과거에 상식이라고 여겨졌던 내용이 사실은 그렇지 않다며 그 결과가 180도 뒤집히기도 한다.

나 역시 부단히 공부를 하며 과거에 믿었던 사실을 과감히 버리고 수정해가면서 매일 임상 현장에 서고 있다. 이때 필요한 태도는 과거에 어땠는지가 아니라 최신 지식이 무엇인지를 중시하는 자세다. 이런 상태에 도달하는 것이 중요하다. 부디 당신도 아무리 나이를 먹어도 유연한 태도를 잃지 않기 바란다.

습관은 반복해서 몸에 익히는 것이다. 따라서 계속 변함없이 반복하는 것이 좋다고 생각할 수도 있다. 하지만 건강에 관해서만큼은 이런 태도를 버려야 한다. 끊임없이 정보를 업데이트하는 유연한 두뇌와 지적 호기심이야말로 건강을 지키기 위해 가장 필요한 능력이다.

하지만 의사로서 오랜 기간 많은 환자를 접하다 보니 사람은 좀처럼 자신이 익숙하게 유지해오던 생활 방식을 바꿀 수 없다는 사실을 알게 되었다. 그래서 작은 습관부터 시작하는 것, 제대로 이해하는 것부터 시작하는 게 중요하다. 그렇다면 2장에서는 구체적인 실천 방법을 알아보자.

'과거에 암은 생명을 위협하는 무서운 질병이었다.'

이렇게 과거형으로 말할 수 있는 날이 오기를 많은 사람이 바라고 있을 터다. 이를 실현하기 위해 전 세계 의료 관계자와 과학자들이 오늘도 열심히 연구를 진행하고 있다.

이를테면, 최근 미국의 대형 병원인 메이요 클리닉의 리우 박사팀은 한 번의 혈액검사로 50종류의 암을 상당히 정확하게 조기에 발견할 수 있다는 연구 결과를 발표했다.

혈액에는 세포에서 방출된 DNA의 잔해가 존재한다. 이 잔해를 세포 유리 DNA$^{cfDNA, cell-free DNA}$라고 하는데, 건강한 사람과 암 환자는 이 cfDNA의 상태가 다르다는 사실을 알아냈다고 한다.

수술 방법도 진화 중이다. 기존의 개복, 개흉 수술은 환자의 체력을 떨어뜨리기 때문에 회복이 더딘 편이다. 그리고 장기가 공기와 접촉하여 감염되거나 후유증을 유발할 위험성도 있다. 그래서 최근에는 복강경 수술과 로봇 수술이 늘어나고 있다.

수술 방법뿐 아니라 광光면역요법 등 세계적으로 연구가 진행 중인 최신 치료법이 등장하여 일본에서도 임상 3상 시험까지 진행되었다.

신약도 계속해서 개발되고 있다. 노벨생리의학상을 수상한 혼조 다스쿠本庶佑 박사가 개발한 옵디보^{Opdivo}는 면역 관문 억제제$^{Immune\ checkpoint\ inhibitor}$다. 현재 여섯 가지 면역 관문 억제제가 개발되었으며 다양한 암에 대응하고 있다.

표적 치료제 또한 유명하다. 이는 정밀 의료라고 불리는 치료법 중 하나로, 표적 치료제를 사용하면 정상적인 세포가 아닌 암세포만 공격할 수 있다. 백혈병 치료제로서 주목을 받은 이매티닙Imatinib 역시 표적 치료제다. 일본에서도 이미 60종 이상의 표적 치료제가 승인을 받았으며 임상 시험 중인 치료제 또한 많은 기대를 받고 있다.

이러한 신약 개발에는 유전체Genome 연구의 발전이 크게 기여하고 있다. 암은 다양한 요인에 의해 유전자가 상처를 입어서 발생하는데 이러한 유전자의 변이 기제를 분석하여 표적 치료가 가능해진 것이다. 앞으로 유전체 의료가 암을 죽지 않는 질병으로 바꿀지도 모른다.

2장

100세
건강 주권을
위한
최강의
식사 습관

'작게' 먹고, '적게' 먹자

내가 막 의사가 되었을 무렵, 당뇨병 환자를 대상으로 한 식사 지도 방법은 체계적이지 못했다. 칼로리 제한에 중점을 두고 엄격하게 진행했기 때문에 지도 내용을 그대로 따른 환자들은 늘 배고픔에 시달렸다.

지금은 제대로 된 지식을 갖춘 당뇨병 전문의라면 당질 제한 식단을 추천하고 있으며 환자들도 점차 당질 제한의 중요성을 이해하고 있다. 실제로 많은 의료 기관에서 환자들이 당질 제한 요법을 쉽게 이해할 수 있도록 사진이나 일러스트 등을 첨부한 자료를 나눠준다.

그런데도 당뇨병은 여전히 증가하는 추세다.

당질 제한은 당뇨병뿐 아니라 다이어트에도 확실한 효과가 있다. 나도 지금까지 잡지의 특집 기획 등을 통해 많은 비만인에게 당질 제한 요법을 제안해왔다. 다이어트와 식사법에 관해 집필한 책만 해도 50권이 넘는다.

하지만 이렇게 방법을 알린다고 해도 살을 빼지 못하는 사람들이 분명 있다. 특히 여성은 80kg, 남성은 100kg이 넘는 고도비만인 경우, 체중 감량이 거의 불가능하다고 생각한다. 이들은 머리로는 당질 제한의 중요성을 알고 있으나 당질 섭취를 끊을 수 없는 사람들이다. 고기나 튀김은 참을 수 있다고 해도 빵, 면류는 기껏해야 며칠 정도가 한계인 듯하다. 탄수화물을 지나치게 좋아한 나머지 중독되어버린 것이다.

그렇다고 이들을 쉽게 비난할 수는 없다. 당뇨병 환자와 비만 환자를 지도하는 의사와 영양관리사 중에도 체중이 많이 나가는 사람이 적지 않다. 환자들에게는 이상론을 설파하지만 정작 자기 관리는 부족한 것이다.

식사 습관은 어쩌면 가장 바꾸기 어려운 습관일지도 모른다. 그래서 더욱 작은 **습관이 중요하다.** 무엇을, 언제, 어떻게 먹을 것인가. 당신이 먹는 것이 곧 건강의 기초가 되므로 어렸을 때부터 굳어진 식습관을 바로잡고 조금씩 바꿔나가야 한다.

아무리 바빠도
식사 시간은 줄이지 않는다

우리가 입을 통해 섭취한 음식물은 단순히 위와 장을 거쳐 변으로 배출되지 않는다. 우리 몸은 완벽하게 기능하도록 만들어졌는데, 여기에는 훌륭한 소화, 흡수 기능도 포함된다. 예를 들어 밥에 포함된 탄수화물은 포도당으로, 고기에 포함된 단백질은 아미노산으로 분해된 다음 소장에서 흡수되어 각자 맡은 역할을 완수한다. 나아가 다른 물질과 결합하는 등 다양한 작용을 한다.

따라서 우리는 몸에 가장 좋은 균형 잡힌 음식 섭취를 통해 인체에 다양한 영양소를 공급해야 한다. 배만 채우면 된다는 생각은 좋지 않다.

그리고 식사에서 씹는 작업은 매우 중요하다. 꼭꼭 잘 씹어 먹어야 타액에 포함된 효소가 작용하면서 소화와 흡수를 돕는다. 더불어 시간을 들여서 꼭꼭 씹어 먹는 동안 뇌에 충분히 먹었다는 신호가 보내져서 적당한 양으로도 포만감을 느낄 수 있다. 또한 뇌가 음식물이 체내에 들어왔으니 오래된 것은 내보내자고 생각하여 장을 움직여서 배변을 촉진한다.

우리의 몸은 이런 기능이 원활하게 작용하도록 설계되어 있다. 이 기능들이 멈춰버리면 작동하지 않고 방치된 기계와 마찬가지로 점점 녹이 슨다. 가령, 덮밥 같은 음식을 제대로 씹지 않고 그대로 삼키면 어떻게 될까? 애초에 덮밥은 영양소를 골고루 섭취하기 어려운 음식이다. 그리고 제대로 씹지 않으면 뇌로 위가 가득 찼다는 신호가 전달되지 않아서 과식하게 되고 배변 활동에도 지장을 준다. 혈당치 또한 급격하게 상승하여 당뇨병과 비만의 원인이 된다.

최근에는 음식을 먹을 때 맛있다는 뜻으로 '살살 녹는다'는 표현이 자주 쓰일 만큼 부드러운 식감을 선호하는 사람이 늘었다. 그러나 여러 번 씹지 않아도 되는 음식을 식탁에 올리는 습관은 지금 당장 바로잡는 것이 좋다.

하루 세끼를 챙겨 먹는 습관도 중요하다. 식사 시간 간격이 길어지면 공복감이 강해져서 허겁지겁 먹게 된다. 그러면 혈당치가 급격히 올라갈 뿐 아니라 소화기에 부담도 커진다. 식사는 건강 유지를 위한 최우선 과제인 만큼 아무리 바쁘더라도 식사 시간만큼은 제대로 확보해야 한다.

점심시간을 중요하게 여기는 부하 직원에게 밥과 일 중에 뭐가 더 중요하냐고 묻는 상사는 이제 과거의 유물이 되었다. 진짜로 유능한 사람은 식사를 거르지 않는다. 그러니 시간을 들여서 꼭꼭 씹어 먹도록 하고 식단에도 신경을 쓰자. 건강을 유지하는 습관을 위한 중요한 첫걸음이다.

파워 샐러드로 면역력을 키운다

지금 미국에서는 파워 샐러드가 유행 중이다. 파워 샐러드는 현대인에게 부족한 영양소를 효율적으로 섭취할 수 있도록 만든 샐러드로, 미국에서는 고기 등 단백질과 과일, 곡류를 넣은 것이 인기라고 한다. 이 샐러드에서 압도적으로 중요한 식품은 채소다. 일본 후생노동성은 하루에 350g 이상의 채소 섭취를 권장한다.

많은 사람이 어릴 때 부모님으로부터 채소를 더 많이 먹으라는 말을 들은 경험이 있을 텐데 그때는 그 말이 잘 이해되지 않았을 것이다. 하얀 쌀밥에 고기반찬을 먹으면 힘이 불끈 솟는 것 같은 느낌이 들지만 채소는 먹어봤자 아무 도움도 안 된다며 말이다.

그런데 어른이 되고 보니 똑똑하거나 피부가 좋은 사람 중에 채소를 즐겨 먹는 사람이 많다는 사실을 깨닫게 된다.

게다가 부모님 대신 건강검진을 담당한 의사에게 "채소는 잘 챙겨 드십니까?" 같은 이야기를 듣는 나이가 되면 채소가 건강에 좋다는 사실을 인정할 수밖에 없는 순간이 결국엔 찾아온다. 그런데 채소가 건강에 좋은 이유에 대해서는 제대로 이해하고 있는 사람이 많지 않다. 기껏해야 식이섬유가 많아서 변비에 좋다거나 비타민이 풍부해서 좋다는 정도로 생각하는 사람이 대부분이다.

채소와 콩, 해초, 버섯 등 식물 유래 음식은 면역력을 키우는 훌륭한 작용을 한다. 식물이 동물이나 곤충 등 다른 종과 결정적으로 다른 점은 이동하지 않는다는 사실이다. 동물이나 곤충은 아무리 약한 종이라도 천적을 피해 도망칠 수 있다. 그러나 한자리에서 움직일 수 없는 식물은 언제 어디에서 어떤 위협이 다가올지 모른다. 그래서 자기를 덮칠 수도 있는 다양한 천적들로부터 자신을 지키기 위해 식물에는 피토케미컬Phytochemical이라고 하는 천연 방어 물질이 풍부하게 포함되어 있다.

피토케미컬은 강력한 항산화 작용과 항AGE 작용(AGE에 대해서는 '습관 4 고기와 생선으로 회복력을 키운다'에서 자세히 설명하겠다)을 통해 암과 동맥경화, 당뇨병, 알츠하이머 등 생활 습관병을 방지하고 코로나19 같은 새로운 병원체와도 싸운다. 실제로 식물은 암에 걸리지 않으며(인간을 비롯해 동물은 암에 걸려서 죽는다), 바이러스로 인해 썩는 경우도 거의 없다. 하지만 동물인 인간에게는 피토케미컬을 생성하는 기능이 없다. 그래서 채소나 콩을 섭취하여 그 혜택을 나눠 갖는 수밖에 없다.

피토케미컬은 면역 활성화 물질을 총칭하는 말로 구체적으로는 폴리페놀^{Polyphenol}, 이소플라본^{Isoflavone}, 카로틴^{Carotene}, 리코펜^{Lycopene}, 안토시아닌^{Anthocyanin}, 이소사이오사이안산염^{Isothiocyanate}, 설포라판^{Sulforaphane} 등이 있으며 각각 특정 성분이 많이 포함된 식물이 존재한다. 예를 들면 이소플라본은 대두, 카로틴은 당근, 리코펜은 토마토에 많이 포함되어 있다. 따라서 여러 종류의 채소를 많이 먹으면 다양한 종류의 피토케미컬을 섭취할 수 있다.

예전부터 어느 나라에나 채식주의자는 존재했다. 지금은 더 엄격하게 달걀이나 유제품까지도 먹지 않는 비건^{Vegan}이 유행 중이다. 채식주의에 대한 시시비비와는 별개로 원래 인간은 식물성 식품만 먹어도 살 수 있게 설계되었다. 채식만으로도 5대 영양소(단백질, 지질, 탄수화물, 비타민, 미네랄)를 모두 확실하게 섭취할 수 있다.

물론 꼭 채식주의자가 될 필요는 없다. 하지만 적어도 채소는 지금까지 섭취했던 것보다 더 많이 먹어야 한다. 이때 감자 같은 뿌리채소 섭취에만 치우치게 되면 탄수화물을 과다 섭취할 수 있으므로 시금치 같은 잎채소, 토마토나 가지 같은 열매채소를 중심으로 먹어서 체내에 흡수되는 피토케미컬 양을 늘려야 한다.

채소 중에서도 무농약으로 유기 재배한 채소가 가장 좋다. 농약이나 화학비료를 사용하면 농가 입장에서는 벌레가 꼬이지 않고 빨리 성장한다는 이점이 있으나 채소에 함유된 영양분이 부족해지는 데다 발암에 대한 불안을 지울 수 없다. 무농약 유기 재배 농산물을 구할 수 없는 경우에는 깨끗하게 씻어서 먹어야 한다.

참고로 일본 후생노동성에서 권장하는 일일 채소 섭취량(350g)은 익히지 않은 상태를 기준으로 한다. 예를 들어 시금치 한 다발이 약 200g, 양상추 한 통이 약 300~500g 정도다. 다음의 표를 참고하여 무게에 대한 감각을 익히면 도움이 될 것이다.

· 채소 무게 기준 ·

채소 이름	단위	무게(g)
아스파라거스	1줄기	20
오크라	1개	10
순무	1개(뿌리 부분만)	100
단호박	1통	1,500
양배추	1통	1,000
오이	1개	100
우엉	1뿌리	200
소송채	1다발	30~50
감자	1개	150
쑥갓	1다발	20~30
주키니 호박	1통	100
셀러리	1줄기	150

무	1개	1,000
양파	1개	200
토마토	1개	150~200
대파	1뿌리	150
가지	1개	100
당근	1개	200
배추	1통	2,800
피망	1개	35
브로콜리	1개	300
시금치	1다발	200
경수채	1다발	200
숙주	1봉지	250~300
양상추	1통	400
연근	1개	200

출처: 일본 후쿠오카현 고가시 홈페이지

　채소를 싫어하는 사람이 봤을 때 하루에 이렇게 많은 양을 챙겨 먹는 것은 무리라고 생각할 수도 있다. 그러나 세끼로 나누면 그리 많은 양이 아니다. 나는 주로 점심 때 채소를 많이 먹는다.

　채소는 익히면 비타민이 파괴되는 대신 부피가 줄어들어서 많은 양을 먹을 수 있으므로 샐러드로 먹는 대신 전골에 넣어 먹는다거나 볶거나 찌는 등 다양한 방법으로 먹는 것도 도움이 된다. 채소는 열을 가하면 단단했던 세포벽이 무너지기 때문에 더 많은 피토케미컬을 섭취할 수 있다.

식이섬유로 장을 관리한다

대장에는 1kg이 넘는 장내세균Enterobacteria이 존재하여 다양한 작용을 한다. 장내세균의 작용은 변비 같은 대장 내 문제를 해결하는 데 그치지 않는다.

면역을 담당하는 면역세포 중 70%가 대장에 존재한다. 대장의 상태가 나빠지면 면역 체계가 제대로 기능하지 못하여 암이나 다양한 생활 습관병을 유발하고 코로나19 같은 바이러스에 대항하는 힘이 약해진다. 건강을 생각할 때 대장의 상태는 매우 중요하며 이를 좌우하는 것이 바로 장내세균이다.

장내세균은 그저 양만 많다고 좋은 것이 아니다. 세균의 종류와 장내 균형이 중요하다. 건강한 사람의 대장에는 종수로는 약 1,000여 종, 마릿수로는 100~1,000조 정도의 장내세균이 있어야 좋다고 한다. 1,000여 종류의 장내세균은 크게 유익균, 유해균, 중립균 세 가지로 나눌 수 있다. 중립균은 장내 상태에 따라 유익해질 수도, 해로워질 수도 있는 균이다.

가공식품이나 패스트푸드 등에 치우친 건강하지 않은 식습관을 가지고 있다거나 식이섬유를 적게 섭취하면 장내 균형이 깨져서 유해균이 유익균보다 더 많아진다. 변비가 원인이 되어 유해균이 증가하면 요독소Urotoxin 등 유해 물질이 다량으로 분비되어 위 건강까지 나빠진다. 그리고 장내세균의 불균형 상태가 이어지면 위의 염증을 유발하여 치매에 걸릴 가능성이 높아진다는 지적도 있다.

따라서 유익균이 우세한 환경이 될 수 있도록 장내세균에게 좋은 먹이를 주어야 한다. 이를 위한 필수 영양소가 바로 식이섬유다. 채소, 콩, 해초, 버섯과 같은 식물성 식품은 식이섬유가 풍부하다. 흔히 식이섬유라고 하면 우엉이나 셀러리 같은 채소를 먹을 때 느껴지는 질긴 식감을 떠올리는 사람이 적지 않다. 이런 식이섬유를 '불용성 식이섬유'라고 하는데 변의 부피를 늘리는 역할을 한다. 미역, 다시마, 버섯 등의 미끌미끌한 식감은 '수용성 식이섬유'로, 이들이 주로 장내세균의 먹이가 된다. 대장 건강에는 불용성 식이섬유, 수용성 식이섬유 둘 다 중요하다. 그러므로 평소에 채소와 해초, 버섯류를 의식적으로 챙겨 먹는 것이 좋다.

예전에는 식이섬유를 그저 '찌꺼기'라고 생각했다. 유일하게 우리 몸에서 소화, 흡수할 수 없는 영양소이기 때문이다. 우리가 식사를 하고 소화하는 과정에서 이를테면 탄수화물은 포도당, 단백질은 아미노산으로 분해되어 소장에서 흡수된다. 그런데 식이섬유는 유일하게 흡수되지 않아서 영양학적으로 봤을 때 쓸모가 없다고 받아들였던 것이다. 실제로 채소를 싫어하는 사람들은 채소에 포함된 비타민이나 미네랄은 건강보조식품으로 충분히 채울 수 있다면서 식이섬유의 존재를 완전히 무시하는 발언을 하기도 한다.

그러나 장내세균에 대한 연구가 진전되면서 이런 잘못된 인식이 크게 바뀌었다. 식이섬유는 소화, 흡수되지 않기 때문에 소장을 통과해 대장까지 도착해서 장내세균의 먹이가 될 수 있음을 알게 된 것이다.

참고로 현재 일본에서는 대장암 환자가 급증하고 있다. 여성의 경우 대장암이 암종별 발생률 2위(1위는 유방암)이며 사망률은 1위를 기록했다. 남성의 경우 전립선암, 위암에 이어 3위이며 사망률은 폐암, 위암 다음인 3위다.

---

* 우리나라의 경우에는 2019년 국가암등록통계에 따르면 대장암이 남녀 통틀어 발생률 4위를 기록했다.

여성의 사망률이 높은 이유는 짐작하건대 남성보다 여성 중에 항문을 통한 대장 내시경 검사를 꺼리는 사람이 많아서 병을 늦게 발견하기 때문이 아닐까 한다. 하지만 가장 큰 원인은 남녀 모두 식이섬유가 풍부한 식품을 섭취하는 경우가 감소했기 때문이라고 본다.

거듭 설명하지만 장내 환경은 대장 건강의 문제로만 그치지 않는다. 온몸을 건강하게 지키기 위해 꼭 의식적으로 식이섬유를 섭취해야 한다.

고기와 생선으로 회복력을 키운다

지금까지 식물성 식품의 우수함을 설명했는데 동물성 식품 역시 훌륭한 장점이 있다. 예를 들면 참치나 가다랑어처럼 무리를 지어 이동하는 회유어, 치어에서 성어가 될 때까지 태평양을 돌아다니는 뱀장어, 엄청난 속도로 질주하는 말, 창공을 비행하는 조류 등은 '카르노신Carnosine'이라고 하는 천연 항산화 물질이 풍부하다.

카르노신은 아미노산 2개가 결합한 단순한 구조이지만 항AGE, 항염 효과가 있으며 강력한 피로 회복 작용을 한다. 여름철에 기운이 없을 때 보양식을 먹으면 기운이 난다고 느끼는데 이는 정확한 반응이다.

'최종당화산물'이라고도 불리는 AGE^{Advanced Glycation End products}는 당화^{糖化}에 의해 생성되는, 우리 몸에 심각한 악영향을 끼치는 노화 촉진 물질이다. 산화^{酸化}가 '몸에 녹이 스는 작용'이라면 당화는 '몸이 타는 작용'이다. AGE는 몸에 생성된 '독성이 많은 재'라고 생각하면 된다.

산화, 당화, 염증처럼 몸에 심각한 악영향을 끼치는 작용은 대체로 동시에 발생한다. 산화만 발생한다거나 당화만 발생하는 경우는 없으며 복합적으로 작용하여 건강을 위협한다. 카르노신에는 여기에 대응하는 힘이 있다.

카르노신이 함유된 고기나 생선의 주성분은 단백질이다. 3장에서 자세하게 설명할 테지만 단백질의 과다 섭취는 신장에 부담을 준다. 하지만 일상적인 식사에서 단백질을 과다 섭취하는 경우는 거의 없다. 프로틴 같은 인위적인 식품은 절대로 먹지 않고 매일 식사를 할 때 고기나 생선 같은 양질의 단백질을 섭취하는 것이 좋다.

생선은 카르노신이 풍부한 참치, 가다랑어와 함께 고등어, 전갱이, 꽁치, 연어 등을 적극적으로 섭취할 것을 추천한다. 여기에는 EPA^{EicosaPentaenoic Acid}(에이코사펜타엔산)와 DHA^{DocosaHexaenoic Acid}(도코사헥사엔산)라고 불리는 지방산이 많아서 동맥경화를 예방한다. 최근에는 EPA와 DHA가 알츠하이머도 예방한다는 보고도 있었다. 새

끼 전갱이나 뱅어처럼 머리부터 꼬리까지 다 먹을 수 있는 작은 생선은 칼슘과 칼슘 흡수에 필요한 비타민D가 풍부하여 골다공증이 걱정되는 사람에게 좋다.

아무튼 생선은 여러모로 좋은 기능을 하므로 종류에 상관없이 많이 먹으면 좋다고 생각하는 태도가 바람직하다. 고등어나 연어 통조림을 상비해두면 가벼운 술안주로도 생선을 먹을 수 있다.

생선과 달리 고기 섭취에는 조금 주의가 필요하다. 국립 암연구센터 연구진이 일본인을 대상으로 진행한 조사에 따르면 소고기나 가공육을 섭취할 경우, 대장암 발병률이 높아진다고 한다. 닭고기에는 이런 경향이 없고 카르노신이 풍부하므로 육류 섭취는 주로 닭고기를 많이 먹는 편을 추천한다.

고기는 산지도 중요하다. 미국에서 수입한 소고기는 몸집을 빨리 불리려고 비육 호르몬을 주입했을 가능성이 있다. 현재 전 세계적으로 전립선암과 유방암이 증가하고 있는데 이처럼 성호르몬과 연관된 질환은 비육 호르몬과 전혀 무관하다고 할 수 없다. 건강을 생각한다면 위험 요소는 가까이하지 않는 태도가 가장 좋다.

요약하자면 생선은 많이, 닭고기는 적당히, 그 외에 다른 고기는 신뢰할 수 있는 식품을 가끔씩 먹는 형태로 양질의 단백질을 섭취해야 한다.

건강 효율이 높은
조리법으로 바꾼다

요즘에야 초밥이나 회가 세계적으로 유명한 음식이 되었지만 얼마 전까지만 해도 생선을 날것으로 먹는다고 하면 이상한 눈초리로 보았다. 하지만 기생충이나 식중독 등이 우려되지 않는 한 영양소를 생각하면 날것으로 먹는 방법이 가장 좋다.

앞서 설명했듯이 채소는 익히면 비타민이 크게 손실된다. 채소 외의 식품도 마찬가지로 열을 가해 조리하면 중요한 영양소가 줄어든다.

그리고 대부분의 식품은 가열하면 AGE가 늘어난다. AGE는 악마와 같은 노화 촉진 물질로, 우리 몸의 다양한 부위에서 장난을

친다. 혈관에 AGE가 쌓이면 동맥경화를 일으키고, 뼈에 쌓이면 골다공증, 피부에 쌓이면 기미와 주름을 유발한다. AGE는 세포 자체를 노화시키기 때문에 암, 당뇨병, 알츠하이머 등 온갖 생활습관병의 원인이 된다.

햇볕을 쬐거나 스트레스를 받거나 당질을 섭취해도 우리 몸에서는 AGE가 생성되는데, 음식을 통해서도 체내로 유입된다. 따라서 매일 식사를 만들 때 가능한 한 AGE를 증가시키지 않도록 주의해야 한다.

그렇다면 구체적으로 어떤 조리법이 좋을까? AGE는 고온에서 조리할수록 증가한다고 생각하면 좋다. AGE가 가장 적은 상태는 날것일 때다. 다음으로 찌거나 데치거나 삶거나 볶거나 튀길 때의 순서로 AGE가 증가한다. 가령, 같은 전갱이를 먹더라도 회로 먹을 때보다 소금구이를 하면 AGE가 늘어난다. 돼지고기도 샤브샤브로 먹는 편이 돈가스를 해먹는 것보다 AGE가 적다. 튀김을 좋아하는 사람은 모든 식품을 튀겨 먹고 싶어 한다. 확실히 어떤 재료든 튀기면 맛은 있다. 하지만 이런 식습관을 지속하다 보면 어느새 체내에 AGE가 가득 쌓이게 된다.

날것으로 먹어도 되는 음식은 가급적 조리하지 않고 날것으로 먹는 편이 좋다. 익히더라도 찌거나 삶는 정도가 좋다. 이렇게 단순한 조리법은 재료 고유의 맛을 살려준다. 결과적으로 조미료를 써서 간을 하는 일이 줄어들어서 염분 섭취도 더불어 감소한다.

참고로 숯불구이가 가장 나쁘다. 숯불구이는 재료를 직접 불에 닿게 하여 높은 온도에서 굽기 때문에 매우 많은 양의 AGE가 생성된다. 그리고 굽다가 보면 태우기도 하는데 탄 음식에는 발암물질이 들어 있다. 또한 숯불구이로 자주 해먹는 소시지 등 가공육에는 아질산나트륨Sodium Nitrite과 인산나트륨Sodium Phosphate 등 인체에 좋지 않은 첨가물이 많이 함유되어 있다.

야외에서 고기 등을 구워 먹으면 기분이 탁 트이면서 스트레스가 풀리는 등의 장점도 있다. 다만 어떤 재료를 어떻게 조리해서 먹는지에 따라 우리 몸의 건강이 좌우된다는 사실을 잊지 말도록 하자.

물은 하루에 최소 2ℓ를 마신다

기후변화로 여름철에 찌는 듯한 더위가 당연해지면서 건강 유지를 위한 수분 보충이 그 어느 때보다 중요해졌다. 요즘엔 겨울에도 개인 물병을 가지고 다니면서 정기적으로 수분을 섭취하는 사람이 늘고 있다. 의학적 관점에서도 매우 좋은 습관이다.

우리는 소변이나 땀으로 하루에 약 2.5ℓ 정도의 수분을 배출한다. 여름철이나 활동 중에는 땀 배출량이 증가하여 무려 15ℓ가량을 배출하기도 한다. 활동량이 많은 운동선수라면 확실히 그 정도로 많은 양의 땀을 흘릴지도 모른다. 이를 역으로 생각하면, 우리 몸은 물을 15ℓ까지 섭취할 수 있도록 만들어졌다고도 할 수 있다.

우리가 땀을 배출하는 이유는 체온조절을 하기 위해서다. 체온이 올라가면 땀이 나고 이 땀이 기화열로 변하여 체온을 내린다. 만일 체내에 수분이 부족하면 땀을 흘리지 못하고 이로 인해 체온이 상승하여 온열 질환에 걸리게 된다.

땀은 우리가 땀을 흘리고 있다고 느끼지 못할 때도 배출된다. 즉, 우리 생각보다 훨씬 많은 수분이 체내에서 손실된다. 따라서 의식적으로 수분을 보충하는 습관이 중요하다. 체내 수분량이 적으면 땀뿐 아니라 소변 배출도 원활하지 못해 독소가 몸 안에 쌓이기 때문에 수분 보충이 꼭 필요하다.

소변을 몸 밖으로 배출하는 일은 신장의 역할이라서 지나치게 수분을 많이 섭취하면 신장에 부담을 주지 않을까 걱정하는 사람도 있다. 그런데 일본신장학회가 발행한 자료에 따르면 하루에 3*l* 이상 수분을 섭취하도록 권장하고 있다. 따라서 수분 과다 섭취에 대해서는 걱정할 필요가 없다. 하루에 3*l* 이상의 수분을 섭취하는 습관을 들이자.

오히려 체내에 수분이 부족하면 생기는 문제가 훨씬 크다. 체내에 수분이 부족하면 혈액이 끈적끈적해져서 혈전이 생기기 쉽고 혈당치도 상승한다. 대변 속 수분도 감소하여 변비에 걸리는 등 우리 건강에 좋은 점이 하나도 없다.

수분량과 관련해서 한 가지 기억할 점이 있다. 일일 수분 섭취량 3*l*에는 음식이나 차, 커피 등으로 섭취하는 수분도 포함된다는 사실이다. 따라서 하루에 섭취해야 하는 순수한 물의 양은 2*l*라고 생각하면 된다.

나는 특히 술을 마실 때 물을 많이 마신다. 그러면 혈중알코올 농도 상승을 억제하는 효과가 있어 쉽게 취하지 않기 때문이다. 소변으로 알코올이 빨리 배출되어 숙취 예방에도 도움이 된다. 유럽에서 레스토랑에 가면 손님들은 거의 모두 와인과 함께 750*ml*에서 1*l* 정도의 물도 주문한다. 가게 직원도 주문을 받을 때 물 종류는 생수가 좋은지 탄산수가 좋은지 구체적으로 묻는 것을 보면 음주 시 물을 같이 마시는 습관이 정착되어 있다고 할 수 있겠다.

그런데 일본인들은 술집은 물론이고 프렌치 레스토랑이나 이탈리안 레스토랑에서도 금액을 지불하고 물을 별도로 주문하는 습관이 없다. 그냥 가게에서 잔에 따라주는 물을 마시는 정도가 대부분이다.

나는 외식할 때 물을 많이 마시는 편이다. 내가 워낙 물을 많이 마시니까 식당에 가면 아내가 점원에게 처음부터 물병을 달라고 부탁할 정도다. 물론 그렇게 이야기하면 가게 점원은 자신이 따라드릴 테니 얼마든지 부탁하라고 말하지만 말이다. 그런데 내가 물을 마시는 양은 상상을 초월한다. 부디 당신도 나한테 뒤지지 않을 정도로 물을 많이 마시기 바란다.

물은 '목이 마르니까 마신다' 하는 정도로는 부족하다. 갈증을 느끼고 나서 마시면 이미 늦다. 또한 나이를 먹을수록 갈증을 느끼는 감각이 둔해진다. 따라서 갈증을 자각했을 때는 이미 체내에 필요한 수분이 상당히 부족한 상태일 가능성이 크다.

그러므로 이제부터 물은 1시간에 1번, 1잔씩 마시는 습관을 들이도록 하자.

식용유 대신 올리브유를 사용한다

우리 몸은 약 37조 개가 넘는 세포로 구성되어 있으며, 세포막은 지방산으로 만들어진다. 따라서 건강을 생각했을 때 어떤 지질을 섭취하는지는 매우 중요하다. 그런데 일본인은 지질을 선택하는 기준이 확실하지 않은 데다 애초에 섭취량 자체가 부족한 경향이 있다.

지질은 크게 포화지방산과 불포화지방산으로 나뉜다. 포화지방산은 버터, 라드 등 동물성 기름인데, 지금까지 많은 사람들이 포화지방산이 콜레스테롤 수치를 상승시켜서 건강에 악영향을 끼친다고 생각해왔다. 그래서 일본인들은 대부분 식용유로 불리는 정체를 알 수 없는 식물성 기름을 많이 먹었다.

그런데 최근 들어 동물성 포화지방산을 더 많이 섭취해야 한다는 연구 결과가 계속 발표되는 추세다. 사실 가장 위험한 지질은 식물성 기름을 원료로 하여 인공적으로 만든 식품이다. 마가린과 쇼트닝, 식용유 등은 여기에 포함되는 대표적인 식품이다. 이 식품들에는 트랜스 지방산이라고 불리는, 우리 몸에 가장 좋지 않은 지질이 대량 포함되어 있다.

트랜스 지방산은 동맥경화를 악화시키고 심근경색의 원인이 된다고 알려져서 서양에서는 사용을 엄격하게 규제한다. 그러나 안타깝게도 일본에서는 아직까지도 여기저기에서 쓰인다. 그러다 보니 일본에서 살면서 트랜스 지방산을 전혀 섭취하지 않기란 매우 어렵다. 식당에서 쓰는 기름이나 시판 중인 마요네즈, 친구 집을 방문했을 때 먹게 되는 과자 등 일일이 신경 쓰다 보면 끝이 없어서 오히려 삶의 질을 떨어뜨린다. 그렇기 때문에 내 집에서 쓰는 기름만은 철저하게 좋은 기름으로 바꿔야 한다.

현재 내가 가진 최신 정보에 근거해서 확실하게 **추천할 수 있는 기름은 엑스트라 버진 올리브유뿐이다.** 올리브유는 기원전 4,000년 경부터 오늘날까지 지중해 국가에서 많이 섭취해온 기름이다.

최근에도 올리브유가 건강에 미치는 효과는 다양한 의학 논문을 통해 속속 발표되는 중이다. 예를 들면 올리브유를 듬뿍 사용한 지중해식 다이어트를 통해 심장 발작과 뇌졸중 발병률이 30%나 감소했다는 보고도 존재한다.

요즘 코코넛 오일, 참기름, 아마씨 오일 등이 건강에 좋다고 유행 중이다. 하지만 지질은 세포막의 원료가 되는 중요한 성분인만큼 그 진위를 확실하게 가려낸 후에 섭취해야 한다. 과거에는 마가린과 식물성 기름도 건강에 좋다고 믿었던 적이 있기 때문이다. 즉, 새로운 종류의 기름을 무조건 좋다고 여기며 섭취하기에는 아직 이르다.

같은 올리브유라고 해도 품질은 천차만별이다. 좋은 기름을 먹기로 한 이상, 가격이 저렴하다고 고르지 말고 반드시 엑스트라버진 올리브 오일을 선택해야 한다.

그리고 기름은 쉽게 산화하기 때문에 대용량을 구매하는 것은 추천하지 않는다. 어떤 식품이든 산화는 좋지 않으나 기름은 특히 주의해야 한다. 기름은 산화하면 성질이 크게 변해서 독성이 커진다. 그러므로 작은 병에 담긴 것을 사서 빠른 기간 안에 소진하도록 하자. 가격은 조금 비싸더라도 건강을 위해 반드시 익혀야 할 습관이다.

콜레스테롤

콜레스테롤 수치가 높으면 좋지 않다? 아니면 크게 신경 쓰지 않아도 된다? 콜레스테롤을 둘러싸고 지금까지도 다양한 논의가 이루어지는 중이다.

내가 봤을 때는 아무래도 콜레스테롤이 높으면 위험하기 때문에 낮추는 편이 좋다고 생각한다. 그 이유는 악성 콜레스테롤LDL, Low Density Lipoprotein('저밀도 콜레스테롤'이라고도 한다) 수치가 높으면 분명히 심근경색에 걸릴 위험이 커지기 때문이다.

미국심장학회는 콜레스테롤 관리 가이드라인을 개정하여 심근경색에 걸릴 위험이 높은 사람은 약물을 이용하여 LDL 수치를 70 미만으로, 위험이 낮은 사람이라도 100 이하로 낮출 것을 권장했다.

약물 사용을 부정적으로 받아들이는 사람이 많을 테지만 식사가 콜레스테롤 수치에 미치는 영향은 미미하다는 사실이 밝혀졌다. 달걀 섭취량을 줄여도 콜레스테롤 수치를 낮추는 효과가 없다.

LDL 수치가 높은 사람은 뇌경색도 빈번하게 발생하는 편이다. 만일 콜레스테롤 수치를 낮추기 위해 식사를 제한했는데도 전혀 수치가 떨어지지 않는다면, 초조해하지 말고 좋은 약을 처방받아 복용해보는 시도를 해보는 것도 필요하다.

콜레스테롤과 관련된 질환 중에는 가족성 고콜레스테롤혈증이라고 하는 유전성 질환이 있다. 건강한 사람의 경우, LDL은 간세포 표면에 있는 LDL 수용체와 결합하여 세포 안으로 들어가서 파괴된다. 그런데 이 수용체 유전자에 이상이 발생하면 LDL을 세포 안으로 끌어들이지 못하게 되어 LDL이 혈액 중에 축적된다. 이것이 바로 가족성 고콜레스테롤혈증이 발병하는 이유다. 일본 내 가족성 고콜레스테롤혈증 환자 수는 25만 명 이상인 것으로 추정된다.

원래 LDL의 정상 수치는 139mg/dℓ까지인데 부모 중 어느 한쪽으로부터 해당 유전정보를 이어받은 경우(이형접합체)에는 LDL 수치가 약 200~300mg/dℓ까지 올라간다. 또한 부모 양쪽으로부터 이어받은 경우(동형접합체)에는 한층 더 심각하여 LDL 수치가 450mg/dℓ를 넘는 상태가 된다. 이렇게 되면 다양한 치료를 해도 어릴 때부터 동맥경화가 진행되어 젊은 나이에 심근경색으로 사망할 확률이 높다.

이 같은 유전성 질환의 사례를 보더라도 역시 LDL은 심근경색의 원인인 것이 확실하다. 따라서 건강을 위해서는 적절한 방식으로 LDL 수치 상승을 억제하는 것이 중요하다.

3장

이것만은
절대 금물!
꼭 피해야 할
식사 습관

조금씩 병을 불러오는 식사 습관

 나는 대표적인 생활 습관병인 당뇨병 전문의다. 생활 습관병은 말 그대로 생활 습관이 원인이 되어 발생하는 질병이다. 심근경색, 뇌졸중 같은 혈관성 질환과 신장병은 물론이고 암 또한 생활 습관병에 포함된다.

 세계보건기구^{WHO}는 생활 습관병을 코로나19 등 전염성 질환과 비교하여 '비전염성 질환^{NCD, Non-Communicable Disease}'으로 표현한다. 즉, 발병 원인이 외부 감염이 아닌 자기 몸 안에 있으면 생활 습관병이라고 생각하면 된다.

 과거에 생활 습관병은 '성인병'으로 불렸다. 주로 성인에게 발병했기 때문이다. 그러나 이후에 나이를 먹는 것 자체보다 일상생활에서의 잘못된 습관 축적이 원인이라는 사실이 밝혀지면서 병명이 바뀌게 되었다.

만약 지금 중년인 당신이 고혈압 때문에 고민 중이라고 치자. 하지만 20대 시절에는 정상이었을 것이다. 30대 후반 정도가 되었을 때는 혈압이 조금 높다는 지적을 받긴 했지만 그래도 크게 신경 쓰지 않았을 것이다. 그렇게 무방비한 사이에 당신의 혈압은 조금씩 올라가지 않았을까?

그렇다면 왜 혈압이 조금씩 올라갔을까? 나이를 먹으면 혈압도 같이 올라가기 마련이라고 생각하는 사람이 꽤 있다. 이 이야기는 절반은 맞고 절반은 틀리다. 더 나이가 많은 사람 중에도 정상 혈압인 경우가 많기 때문이다. 만약 고혈압으로 판정을 받았다면 나이에 관계없이 고혈압이 될 수밖에 없는 생활 습관을 갖고 있었기 때문이다.

심장 질환이나 뇌 질환, 신장병도 마찬가지다. 지금까지 각각 다른 이유에 의해 발병한다고 알려졌던 다양한 생활 습관병들은 지속적인 염증 반응으로 인한 장기 기능 저하가 원인이라는 사실이 밝혀졌다.

즉, **생활 습관병에 걸린 사람은 몸 안에서 계속 염증 반응이 일어나는 중이라고 봐야 한다.** 그리고 이 염증 반응은 반드시 특정

부위에 한정되어 일어나지 않는다. 실제로 당뇨병 환자는 심장 질환이나 뇌 질환, 암, 알츠하이머 등 다른 질환에 대한 이환율罹患率(병에 걸리는 비율)이 높다는 사실이 드러났다.

이렇듯 생활 습관이 조금만 흐트러져도 다양한 질환을 유발하여 삶의 질을 크게 떨어뜨린다. 그리고 가장 흐트러지기 쉬운 생활 습관은 바로 식사 습관이다. 이번 장에서는 건강을 위해 절대 먹지 말아야 할 것, 하지 말아야 행동에 대해서 알아보도록 하겠다.

음식을 지나치게
먹기 쉽게 만들지 않는다

"입에 넣는 순간 스르륵 녹아버렸어요."

"우와, 진짜 부드러워요."

요즘 음식 관련 방송 프로그램을 보다 보면 자주 듣게 되는 말이다. 시청자들이 이런 표현을 좋아해서 많이 사용되는 것일 테다. 이처럼 현대인들 사이에서 '부드러움=맛있음'이라는 공식이 자리를 잡은 듯하다. 뭐든 편리함을 최고로 치는 시대라서 그런 걸까? 이제는 사람들이 음식을 씹는 일마저 귀찮아하게 된 것은 아닌지 모르겠다.

하지만 나는 뭐든 편리함을 추구하는 발상은 크게 잘못된 생각이라고 본다. 앞서도 이야기했지만 습관적으로 시중에서 판매되는 채소 주스를 마시는 사람이 많다. 아마 건강을 생각해서 일부러 마시는 것이리라. 건강을 생각하면 채소를 많이 먹는 것이 좋다는 사실은 누구나 알고 있다. 하지만 매 끼니마다 채소를 챙겨 먹기가 귀찮으니 한 병 마시는 것만으로도 일일 권장 섭취량을 채울 수 있다고 홍보하는 주스로 채소 섭취를 대신한다. 즉, 편하게 건강해지고 싶은 것이다.

하지만 건강은 그런 식으로 쉽게 얻을 수 있는 게 아니다.

식품업체는 편하게 건강해지고 싶어 하는 소비자들의 욕구를 제대로 파악해서 그런 욕구를 충족시키는 상품을 계속해서 개발하고 판매한다. 그렇게 만든 제품들 중에서도 큰 인기를 얻은 제품이 바로 채소 주스다. 다이어트 효과가 있다는 스무디도 여성들 사이에서 많이 판매된다. 그렇다면 이런 제품들이 정말 우리 건강에 좋을까?

이와 비슷한 종류의 상품들에 함유된 영양 성분을 자세히 보면, 비타민C나 카로틴 등 특정 성분의 일일 권장 섭취량만 한정해서 충족하는 경우가 많다. 즉, 일본 후생노동성이 권장하는 일일 채소 섭취량 350g에 해당하는 영양소가 전부 포함되어 있지는 않다. 따라서 채소 주스나 스무디 등에 지나치게 의존하는 것은 금물이다.

그리고 무엇보다 채소 주스나 스무디 등의 문제는 몸에 좋지 않은 불필요한 영양분까지 섭취하게 된다는 점이다. 시중에서 판매되는 채소 주스와 스무디에는 맛을 내기 위해서 대개 과일이나 감미료 등을 첨가한다. 편하게 건강해지기를 원하는 소비자는 맛이 없으면 사 먹지 않기 때문이다.

그런데 이런 이유로 첨가한 당분은 혈당치를 크게 상승시킨다. 게다가 채소 주스와 스무디는 액체라서 씹을 필요가 없기 때문에 그대로 위를 거쳐 소장에 도착하여 당분이 한꺼번에 흡수되므로 혈당치가 급격하게 올라간다.

이렇게 혈당치가 급격하게 상승한 상태를 '혈당 스파이크'라고 한다. 혈당 스파이크 증상이 나타나면 인슐린이 대량으로 분비되면서 이번에는 반대로 혈당치가 급격히 떨어진다. 롤러코스터 같은 혈당치의 변동은 혈관을 손상시켜서 동맥경화를 진행시키고 당뇨병, 신장병, 심근경색, 뇌졸중 등 생활 습관병의 원인이 된다.

그리고 혈당치가 지나치게 내려가면 초조함, 불안함, 메스꺼움, 현기증 등 불쾌한 신체 증상이 나타난다. 나의 클리닉에 온 한 여성 환자가 아침에 오렌지 주스를 마시면 위가 거북해진다며 이상 증상을 호소했는데, 그 이유는 공복에 주스를 마시면 혈당 스파이크 증상이 나타나서 반동으로 저혈당이 되기 때문이다(혈당치가 정상인 사람도 180mg/dl까지 올라간다).

편하게 건강을 추구하고자 마시는 주스에는 이런 함정이 도사리고 있다.

시판 주스가 아닌 집에서 만든 주스도 마찬가지다. 단맛을 첨가한 채소 주스와 스무디를 마시는 사람이 있다면 지금 당장 그 습관을 버려야 한다. 건강을 위해 채소를 올바로 섭취하고 싶다면 편해지려는 생각을 버리고 채소 본연의 상태로 꼭꼭 씹어서 먹기 바란다. 이 과정에서 피토케미컬 등 유익한 성분을 많이 흡수할 수 있다.

씹는 행위는 건강 유지에 있어서 매우 중요하다. 평소에 씹는 힘을 길러두면 나이가 들어서도 좋아하는 음식을 마음껏 먹을 수 있다. 이는 최고의 행복이다. 그리고 음식물을 씹어 먹으면 타액에 포함된 효소가 잘 섞여서 소화 기능이 원활해진다. 타액이 많이 분비되면 입속 환경을 청결하게 유지할 수도 있다. 치주염 등으로 인해 입속 환경이 나빠지면 생활 습관병 증상이 한층 더 심각해진다는 사실이 밝혀졌다. 또한, 음식을 씹는 동안 뇌에 음식을 먹고 있다는 신호가 보내지면 포만 중추Satiety center가 자극을 받게 되어 과식을 방지한다.

편하게 먹으려고 게으름을 부리는 습관은 곧장 노화로 이어진다는 사실을 잊지 말자.

식품첨가물이 들어 있는
재료는 쓰지 않는다

당신을 찾아온 친구가 선물로 디저트 세트를 가지고 왔는데 유통기한이 이틀밖에 안 남았다고 치자. 어쩌면 당신은 '유통기한이 이틀밖에 안 남았잖아. 이 친구, 센스가 없네. 유통기한이 긴 편이 좋은데'라고 생각할 수도 있다. 하지만 유통기한이 짧은 제품을 사온 이 친구를 당신은 소중히 여겨야 한다. 당신의 건강을 생각해주는 좋은 친구이기 때문이다.

디저트뿐 아니라 반찬이든 조미료든 유통기한이 긴 제품을 보면 언뜻 소비자를 배려하는 것처럼 느껴지기도 한다. 하지만 그 '배려'는 사실 생산자를 위한 것이다. 기업 입장에서는 폐기를 줄이고 높은 이익을 얻을 수 있기 때문에 유통기간이 길면 길수록 남는 장사다. 유통기한을 늘리기 위해 생산자는 소비자 입장에서는 불필요한 보존료를 첨가하기도 한다. 그러므로 소비자들은 유통기한이 길면 안심할 수 있는 제품이라는 생각을 바꿔야 한다.

애초에 시간이 지나면 음식이 썩는 일은 당연하고 자연스러운 이치다. 원래대로라면 진즉 썩었어야 할 시간이 지났는데도 썩지 않는 음식이 얼마나 부자연스러운지 우리는 깨달아야 한다. 마트에 가보면 보존료뿐 아니라 다양한 식품첨가물을 넣은 부자연스러운 식재료들이 자연스럽게 유통되고 있다. 당당하게 마트에 진열되어 있어서 우리가 그 부자연스러움을 느끼지 못할 뿐이다.

예를 들면 햄이나 소시지, 명란젓 등을 보다 먹음직스럽게 보이게 하려는 목적으로 제조업체에서는 아질산염(아질산나트륨)이라는 발색제를 사용하는데, 이는 발암 작용이 의심되는 첨가물이다. 그런데도 여전히 사용되고 있다. 발색제를 첨가하지 않은 햄이나 소시지가 판매되기도 하는데 이들 제품은 갈색을 띠고 있어서 발색제를 쓴 제품들에 비해 덜 먹음직스러워 보여서 소비자들이 일반적으로 구매를 꺼리는 경향이 크다. 하지만 이 갈색이 바로 햄과 소시지가 지닌 본연의 색이다.

산화방지제(비타민C) 또한 주의가 필요하다. 껍질을 벗긴 사과가 갈변하듯이 식품은 공기와 닿으면 산화하여 색이 변한다. 색이 변하면 잘 팔리지 않으므로 식품업체는 산화방지제를 첨가한다. 이때 산화 방지 작용을 하는 비타민C를 사용하는데 이 비타민C는 과일이나 채소에 함유된 천연 성분이 아니다. 화학적으로 합성한 인공 성분으로 대부분 중국산이다.

식품첨가물은 음식의 부패를 방지하고 먹음직스럽게 보이도록 만들어준다. 식감을 좋게 만드는 첨가물도 있다. 하지만 소비자가 이런 식품들을 환영할수록 '소비자가 좋아하니까'라는 생각에 제조업체는 제조 과정에서 식품첨가물을 계속 사용하게 된다.

건강을 생각한다면 소비자로서 이런 상황을 바꿔나가야 한다. 제조업체가 '소비자가 지켜보고 있으니 수상한 첨가물을 쓰지 않아야만 팔린다'라고 생각하도록 만들어야 한다. 그렇지 않으면 식품첨가물 때문에 건강을 위협받는 사람들이 늘어날 뿐이다.

실제로 식품첨가물을 다량 섭취한 사람은 높은 확률로 유방암에 걸린다고 프랑스 연구진이 발표한 바 있다. 최근에 특히 선진국을 중심으로 유방암이나 전립선암 같은 성호르몬 관련 암이 급증하고 있는데 나는 이런 현상이 식품첨가물 섭취와 연관이 있다고 의심한다.

지금까지 일본은 다른 나라와 비교했을 때 식품첨가물 사용에 대한 규제가 느슨한 편이었는데, 다행스럽게도 식품위생법이 개정되어(2018년 6월 공포) 2020년 6월부터 일부 시행 중이다. 지금은 과도기 단계이지만, 앞으로 점차 좋은 방향으로 바뀌어가리라 기대해본다.

건강을 지키기 위해서는 제품에 적혀 있는 성분 표시를 제대로 읽는 습관을 들이도록 하자. 이 습관이 몸에 배면 편의점에서 판매하는 도시락이나 마트에서 파는 반찬, 햄이나 어묵 같은 가공식품을 의식적으로 멀리하게 될 것이다. 또한 이런 습관은 외식할 때도 발휘된다. 평소에 식품첨가물이 들어가지 않은 음식을 먹다 보면 그만큼 혀가 민감해져서 글루탐산나트륨MSG, MonoSodium Glutamate이 잔뜩 들어간 중화요리나 생선에 방부제를 뿌린 초밥 등에 자연스럽게 젓가락이 가지 않게 된다. 개개인의 실천이 모여 우리 사회를 건강하게 변화시킨다.

소금 섭취는
하루 5g으로 제한한다

일본인은 확실히 염분을 과잉 섭취하는 경향이 있다. 세계보건기구가 권장하는 성인의 일일 염분 섭취량은 5g 미만인데 일본인의 일일 평균 염분 섭취량은 남성이 약 11g, 여성이 약 9g으로 세계적 기준을 크게 웃돈다.*

그래도 예전에 비하면 섭취량이 줄어든 편이다. 50년 전만 하더라도 하루 평균 15g의 염분을 섭취했다. 이 수치는 어디까지나 평균치이기 때문에 경우에 따라서는 25~30g을 섭취하는 사람도 있

---

* 2015년 국민영양조사 결과에 따르면, 한국인의 일일 평균 염분 섭취량은 세계보건기구가 권고한 일일 섭취량의 약 2배 수준에 달하는 9.8g이다.

었다고 봐야 한다. 물론 지금도 여전히 이 정도로 염분을 섭취하는 사람이 있을 것이다.

전 세계에서 진행 중인 다양한 연구를 통해 염분 섭취가 혈압을 상승시킨다는 사실이 드러났다. 연구 결과, 보통 일일 염분 섭취량이 6g을 넘으면 고혈압이 된다고 밝혀졌다. 반면 하루에 3g 이하로 염분을 섭취하는 사람의 경우, 고혈압이 드물다. 그리고 일일 염분 섭취량을 3g 이하로 억제하는 생활을 4주 이상 지속하면 고혈압 환자도 정상인 사람도 모두 혈압이 3.6~5.6 정도 저하된다는 보고가 있다.

염분 섭취량을 줄였을 때의 장점은 이뿐만이 아니다. 고혈압은 물론이거니와 고혈압이 원인이 되어 발생하는 혈관성 질환의 발병 확률 역시 줄어든다. 실제로 매일 염분을 12g씩 섭취하던 사람이 섭취량을 9g으로 줄였더니 뇌졸중 위험은 33%, 심장 질환 위험은 25% 감소했다는 보고도 있다. 빌 앤 멜린다 게이츠 재단(마이크로소프트 창업자인 빌 게이츠와 그의 전 부인인 멜린다 게이츠가 설립한 자선단체)이 진행한 연구에 따르면 전 세계 인구의 가장 큰 사망 원인은 고혈압이라고 한다.

사실 일본인은 식염(식사를 통한 염분 섭취)에 의해 혈압이 올라가기 쉬운 식염 감수성食鹽感受性이 높아서 적은 양의 염분에도 고혈압이 발생하기 쉬운 체질이라고 한다. 그런데도 염분 섭취량이 지나치게 많은 점은 큰 문제다. 정말로 경각심을 갖고 염분 섭취량을 줄여야 한다. 그렇다면 구체적으로 어떻게 해야 좋을까?

먼저 절임 음식의 섭취를 줄여야 한다. 특히 일본 중북부 지역인 도호쿠 지방과 신에츠 지방은 염분 섭취량이 많은 경향이 있다. 눈이 많이 내리는 한겨울에 채소를 소금에 절여서 보관하는 풍습이 그대로 남아 있어 평소에도 절임 음식을 과다 섭취하는 식문화가 영향을 끼쳤기 때문이다.

참고로 일본 후생노동성이 발표한 2006~2010년 조사 결과에 따르면 염분 섭취량이 가장 많은 지역은 남녀 모두 야마나시현이었다(남성 평균 섭취량 13.3g, 여성 평균 섭취량 11.2g). 이 수치는 야마나시현의 향토 음식인 '호토우'를 만들 때 들어가는 된장과 연관이 있을지도 모르겠으나 정확하지는 않다.

그래도 직접 절임 음식을 만들어보면 염분이 얼마나 들어갔는지 알 수 있다. 문제는 조리 과정을 알 수 없는 음식이다. 예를 들면 편의점 도시락이나 마트에서 파는 반찬은 보존성을 높이기 위해 많은 양의 염분을 사용한다. 또한 의외의 사실이지만 빵이나 과자에도 상당히 많은 염분이 들어간다.

그래서 실제로 하루에 얼마나 많은 염분을 섭취했는지 정확하

---

* 두꺼운 밀가루 면과 채소를 넣고 된장으로 간을 한 요리.

게 측정하기 어렵다. 외식을 거의 하지 않는 사람이라고 해도 집에서 음식을 만들 때 사용하는 어묵이나 가공육, 통조림, 조미료에 염분이 얼마나 들어 있는지는 알 수 없다.

따라서 가장 확실하고 쉽게 염분 섭취를 줄이는 방법은 평소에 싱겁게 먹는 습관을 들이는 것이다. 일상적으로 간이 센 음식을 먹다 보면 혀가 그 맛에 적응해버려서 염분 섭취량이 늘어나기 마련이다. 반대로 싱거운 음식에 길들여지면 염분이 강한 음식을 먹었을 때 위화감을 느끼게 된다.

나도 혈압이 조금 높은 편이라서 철저하게 싱겁게 먹고 있다. 처음에는 간이 조금 부족한 듯했는데 지금은 오히려 짠 음식이 거북해졌다. 즉, 음식을 먹을 때 자연스럽게 혀가 건강하면서도 최적인 맛을 선택할 수 있는 상태에 이르는 것이 가장 좋다. 그리고 그 최적의 맛은 평소의 식습관에 따라 정해진다.

프로틴을 먹지 않는다

최근 '프로틴'이나 '아미노산' 같은 단백질을 보충해준다는 다양한 기능성 식품이 유행 중이다. 이들 제품은 방송 프로그램에서도 자주 다루고 있으며 편의점에서도 쉽게 구입이 가능하다. 참고로 프로틴Protein은 단백질을 영어로 표기한 것뿐이며, 단백질이 분해되면 아미노산으로 바뀌기 때문에 프로틴과 아미노산은 둘 다 '단백질'이라고 이해하면 된다.

나는 여기서 프로틴이든 아미노산이든 섭취하면 오히려 건강에 역효과를 준다는 사실을 강조하고 싶다. 단백질을 과잉 섭취하면 자기도 모르는 사이에 신장 기능이 악화되기 때문이다. 자세한 내용은 6장에서 설명하겠지만 신장은 삶의 질을 높게 유지하기 위해 매우 중요한 장기다.

나는 예전부터 당뇨병과 비만에는 당질 제한식이 효과적이라고 주장해왔다. 당질 제한식은 밥, 빵, 면 같은 탄수화물을 줄이는 대신 고기나 생선, 채소 등 반찬을 중심으로 먹는 것을 기본으로 한다. 이 식단을 따르면 자연히 단백질 섭취량이 늘어난다. 하지만 자연식품 상태로 섭취할 경우에는 엄청난 양을 먹지 않는 이상 단백질을 과잉 섭취하기 어렵다.

문제는 가루나 액체 형태로 만든 부자연스러운 단백질이다. 주로 헬스 트레이너가 프로틴이나 아미노산을 추천해서 먹기 시작한 사람이 많은 듯한데, 이미 신장 상태가 나빠졌을 수도 있는 고령자에게까지 추천하는 경우도 있다. 물론 트레이너는 전혀 나쁜 의도로 추천하는 것이 아닐 테다. 건강에 좋다고 생각하니까 추천하는 것이다.

프로틴이나 아미노산을 추천하는 사람들은 주로 '격렬한 운동을 하면 근육이 분해되어 에너지원으로 쓰이기 때문에 적극적으로 프로틴을 보충하지 않으면 근육량이 줄어든다'라며 틀린 근거를 들고는 한다. 미용의 관점에서 프로틴이나 아미노산을 추천하기도 한다. 근육과 장기뿐 아니라 피부와 모발도 대부분 단백질로 이루어져 있기 때문에 제대로 보충하지 않으면 건강도 아름다움도 유지할 수 없다고 이야기한다.

확실하게 이야기하는데, 둘 다 틀린 말이다.

우선 적극적으로 프로틴을 먹어 보충하지 않으면 근육량이 감소한다는 말의 오해를 풀어주겠다. 근육 트레이닝을 하거나 지방을 감소시키는 다이어트를 할 때, 우리 몸 안에서는 저장된 글리코겐이 포도당으로 전환되어 연료로 사용된다. 글리코겐은 체내에서 항상 어느 정도 일정량을 유지하고 있기 때문에 이 연료가 떨어지는 일은 좀처럼 생기지 않는다.

만일 글리코겐을 다 사용하게 되면 이번에는 지방세포에 축적된 지방이 연소하기 시작한다. 그렇기 때문에 비만한 사람이 조금 운동했을 뿐인데 갑자기 지방이 연소해서 살이 빠지는 일은 절대 없다. 만약 체내 지방까지 완전히 쓰게 되면 그제야 비로소 근육의 단백질을 사용하게 된다. 하지만 현대사회에서 그런 일은 일어나지 않는다.

수렵이나 채집 생활을 했던 우리 선조는 끊임없이 굶주림을 겪었다. 그런데도 동물을 추격할 수 있는 육체를 유지한 것을 보면 단백질을 끊임없이 보충하지 않으면 근육을 유지할 수 없다는 이야기는 맞지 않는다.

그렇다면 단백질을 적극적으로 보충하지 않아도 되는 이유는 무엇일까? 바로 우리 몸에 '아미노산 풀Amino acid pool'이라고 하는

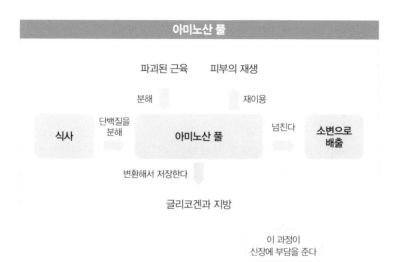

아미노산 풀

파괴된 근육　　피부의 재생

분해　　　　　재이용

식사　──단백질을 분해──▶　아미노산 풀　──넘친다──▶　소변으로 배출

변환해서 저장한다 ▼

글리코겐과 지방

이 과정이
신장에 부담을 준다

자료: 2018년 일본 투석의학회 통계 조사 보고서

훌륭한 시스템이 갖춰져 있기 때문이다.

'풀'이라는 말처럼 우리 몸은 수영장에 물을 채워놓은 것처럼 체내에 일정한 양의 아미노산을 축적하고 있다. 게다가 이 아미노산은 재이용도 가능하다. 운동선수가 근육을 단련하는 과정을 살펴보면 우선 높은 강도의 근육 트레이닝을 실시하여 일단 근육을 파괴한다. 그 후 근육이 복구되는 과정에서 근육이 두꺼워진다. 그래서 '근육 트레이닝을 하면 근육이 파괴되므로 프로틴을 먹어 보충하지 않으면 단백질이 부족해진다'라고 착각하는 사람이 많다. 하지만 근육이 파괴되어도 아미노산은 다시 이용할 수 있다.

고기나 생선, 콩 등 우리가 평소에 먹는 음식을 통해 얻는 단백질은 최종적으로 아미노산으로 분해된다. 더불어 파괴된 근육과 콜라겐 등에서 재이용되는 아미노산도 있다. 이것만으로도 단백질은 충분하다.

근육이나 피부 등 세포를 생성하는 데 쓰이고 남은 아미노산은 풀에 저장된다. 단, 아미노산 풀은 일정한 양만을 저장하기 때문에 분량에 넘치는 나머지 아미노산은 신장에서 요소질소^{Urea nitrogen} 등으로 분해되어 소변으로 배출된다.

그렇다면 프로틴이나 아미노산 같은 고농도 단백질을 섭취하게 되면 어떤 일이 벌어질까? 아미노산 풀이 점점 넘치는 바람에 분해 작업이 늘어나서 신장에 계속 지나친 부담을 주게 된다. 그러므로 굳이 애써서 건강을 해치는 식품을 섭취하는 우를 범하지 않도록 하자.

술이 약하다면
억지로 마시지 않는다

일본인은 서양인과 비교하면 체질적으로 술에 약하다고 한다. 조사에 따르면 일본인 중에 절반은 '아세트알데하이드 탈수소효소$_{Acetaldehyde\ dehydrogenase}$'라고 불리는 알코올을 분해하는 효소 활성도가 낮다. 조금 더 자세하게 설명하면 이 효소 활성도가 전혀 없는 사람이 약 5%를 차지하며, 효소가 있기는 하지만 활성도가 낮은 사람이 약 40% 정도다.

나는 나머지인 55%에 속하는 사람이라 서양인만큼 술이 꽤 센 편이다. 하지만 나 같은 유형은 술을 잘 마시기 때문에 알코올의존증에 걸리기 쉽다. 실제로 서양이 일본보다 알코올의존증 문제가 심각하다.

역설적이지만 아세트알데하이드 탈수소효소가 전혀 없는 5%에 속하는 사람은 술을 한 모금도 마시지 못하기 때문에 알코올 때문에 건강상 피해를 입는 일이 없다. 이런 사람에게 술을 억지로 마시게 하면 생명을 위협할 수도 있으니 절대로 술을 강권해서는 안 된다.

문제는 아세트알데하이드 탈수소효소 활성도가 낮은 사람이다. 즉, 술을 마실 수는 있으나 약한 사람이다. 이들은 술을 마시면 얼굴이 금세 붉어진다. 유해 물질인 아세트알데하이드가 분해되지 못하고 체내에 남아 있기 때문인데 이런 증상이 나타나면 몸이 이상 신호를 보내고 있다고 생각해야 한다.

그런데 대부분의 경우 무리해서 마시다 보면 점점 잘 마실 수 있게 된다. 하지만 이는 사실 아세트알데하이드 탈수소효소가 증가해서 그런 것이 아니라 그 상태에 익숙해진 것뿐이다. 결과적으로, 여전히 아세트알데하이드 탈수소효소가 적은데도 많은 양의 술을 마시게 되어 건강에 매우 좋지 않은 습관이 몸에 배게 된다.

실제로 술이 약한 사람이 과음하면 혈압이 올라가서 뇌졸중에 걸리기 쉬워진다는 연구 결과가 있다. 그리고 식도암이나 구강암에도 걸리기 쉽다.

술은 잘 마시면 건강에 도움이 된다. 그중에서도 화이트 와인은 비만 방지 효과가 있다는 연구 결과가 있어서 나도 자주 마신다. 그러나 술이 약한 사람이 계속 술을 찾아 마시면 부정적인 영향이 더 커지기 때문에 억지로 마시는 일은 피해야 한다.

2018년, 저명한 의학 저널 《란셋》에 알코올 섭취량과 사망률에 관한 연구 논문이 게재되었다. 이 논문에 따르면 40세인 경우, 매주 알코올 섭취량 100g까지는 사망률이 변하지 않는데, 200g을 넘으면 사망률이 올라가서 수명으로 따지면 1~2년 정도 줄어든다고 한다. 한편 고령자의 경우에는 알코올 섭취량과 수명 간의 상관관계가 낮았다. 이는 한창 일할 나이에 과음을 하면 고혈압으로 인한 뇌졸중이나 소화기계통 암, 또는 사고사 등이 증가하여 수명에 영향을 끼친다는 사실을 시사한다.

참고로 여기서 이야기하는 알코올 섭취량은 순수한 알코올의 양을 가리킨다. 와인이나 맥주가 담긴 병이나 캔 겉면에 적힌 용량을 말하는 것이 아니다. 알코올 100g은 와인 한 병 정도에 들어 있는 양이라고 생각하면 된다.

연구 결과에 근거하면, 술은 약하지만 저녁 식사 시간에 반주를 곁들이고 싶은 사람은 매주 와인 한 병 정도를 마시는 것이 이상적이다. 와인 한 병이면 보통 글라스로 일곱 잔 정도가 나오므로 매일 한 잔씩 즐기면 된다.

주종 (괄호 속 숫자는 기준 알코올 농도를 나타냄)	용량	대략적인 양
맥주·발포주 (5%)	250㎖	중간 사이즈 1병 500㎖ 캔 1/2
츄하이 (7%)	180㎖	컵 1잔 350㎖ 캔 1/2
소주 (25%)	50㎖	소주잔 1잔
사케 (15%)	80㎖	사케 전용 잔 1/2잔
위스키·진 등 (40%)	30㎖	샷 글라스 1잔
와인 (25%)	100㎖	와인 글라스 1잔

가령, 알코올 농도 5%인 맥주 1병 또는 대용량 1캔(500㎖)에 포함된 순수한 알코올 양은 알코올 비중을 고려하여 다음과 같이 계산한다.

$$500 \times 0.05 \times 0.8 = 20(g)$$

술의 양(㎖) × 알코올 도수 또는 농도(%)/100 × 비중 = 순수한 알코올 양(g)

출처: 일본 후생노동성 e-헬스넷

몸무게 확인을 피하지 않는다

비만은 2형 당뇨병과 고혈압, 심근경색, 뇌졸중을 유발하는 주된 원인인 동시에 신장 건강을 위협하는 가장 큰 적이다. 살이 찌면 만성 신장병을 악화시킬 뿐 아니라 또 다른 새로운 신장 질환에 걸리기 쉬워진다.

지금은 널리 알려진 질환인 '대사증후군Metabolic syndrome'은 고혈압, 고혈당, 고콜레스테롤, 고중성지방, 내장 비만 등이 복합적으로 작용한 상태를 뜻하는데, 이 다섯 가지 요소 중 세 가지에 해당하면 신장병 발병 확률이 1.6배나 상승한다. 그리고 네 가지에 해당하면 2.5배, 다섯 가지 모두에 해당하면 3.2배로 신장병 발병 위험도가 급증한다.

또한 BMI(비만도를 판단하는 국제 지표)가 높은 사람은 표준 범위 내에 있는 사람보다 인공투석이 필요한 만성 신장병에 걸릴 확률이 크게 올라간다. 구체적으로는 BMI가 30~34.9이면 3.6배, 35~39.9이면 6배, 40 이상이면 7배로 뛰어오른다.

비만한 사람은 암에 걸리기도 쉽다. 2016년 《뉴잉글랜드 저널 오브 메디슨The New England Journal of Medicine》에 국제암연구기구가 발표한 연구 결과에 따르면 체중이 증가하면 암 발생 확률이 대장암 1.3배, 췌장암 1.5배, 위암과 간암 1.8배, 식도암 4.8배, 자궁암은 7.1배 상승한다고 한다.

이처럼 비만하면 암 발병 확률이 증가하는 이유는 살이 찌면 지방조직에 염증이 생기기 때문이다. 몸 안에서 생기는 염증은 암뿐 아니라 동맥경화, 심근경색, 뇌경색, 신장병의 주된 원인이다. 비만은 생명을 단축시킨다.

반대로 체중이 감소하면 더 건강해진다. 전문적인 연구를 통해 체중을 4.5kg 감량하면 혈압이 내려가서 고혈압증을 예방할 수 있다는 사실이 밝혀졌다. 또한, 2.25kg만 체중이 줄어도 심장 질환이 40%나 감소한다는 보고도 있다.

그런데 대부분의 경우 체중 감량은 어렵지만 증가는 쉽다. 그래서 많은 국가에서 국민의 비만 문제를 해결하는 일이 시급한 과제가 되었다. 특히 비만 문제가 심각한 미국에서는 위절제술을 통해 위 크기를 줄이는 수술이 어느덧 당연해졌다. 위 크기를 줄이면 먹는 양이 줄어들어서 체중이 감소한다는 간단명료한 논리다.

위절제술은 뭔가 대단한 수술 같지만 사실 복강경을 이용하기 때문에 배를 가르지 않아도 된다. 일본에서도 심각한 비만 환자가 위절제술을 할 경우에는 보험이 적용되어 수술을 받는 환자가 점점 증가하는 추세다.

위절제술을 이용한 비만 치료는 단순히 체중 감소뿐 아니라 고혈당과 신장병에도 비약적 효과를 보인다. 미국에서 이 수술을 받은 환자 2,144명을 대상으로 7년간 경과를 관찰한 결과가 2018년에 발표되었다. 그 결과를 살펴보면 만성 신장병 위험이 절반으로 감소하고 이미 상태가 나빴던 알부민뇨 수치, 혈청 크레아티닌 수치 등 각종 수치가 상당히 개선되었다.

사실 위절제술을 받아야 할 정도로 심각한 비만 환자는 그리 많지 않다. 내가 전달하고 싶었던 바는 결코 비만을 가볍게 생각해서는 안 된다는 사실이다.

나는 매일 아침 체중계에 올라가서 증감 정도에 따라 하루 식사량을 어떻게 조정할지 생각한다. 의사로서 당연한 일이지만 건강을 생각한다면 여러분도 역시 이런 습관을 당연하게 생각해야 한다. 체중 관리는 건강을 위한 최우선 과제다.

고혈압

고혈압은 흔한 질환으로 일본의 경우 고혈압 인구가 4,300만 명에 달한다. 이처럼 주위에 고혈압 환자가 많다 보니 사람들이 그다지 심각하게 받아들이지 않는다.

그러나 고혈압을 그냥 방치해서는 안 된다. 고혈압은 이 책에서 다루는 중요한 주제 중 하나인 만성 신장병의 주된 원인이다. 그리고 동맥경화를 진행시켜서 심장 질환과 뇌 질환을 유발한다는 사실이 드러났다.

저명한 의학 저널에 따르면 고혈압을 치료하면 치매 발병률이 내려간다는 보고도 있다(《미국의사회 잡지》, 2020년). 즉, 고혈압은 혈관성 질환과 신장병 등으로 인해 사망에 이르게 하거나 거동을 불편하게 만들거나 인공투석을 받게 만드는 등 삶의 질을 현저하게 떨어뜨리는 강력한 위험 인자다.

최신 정보(2019년 4월)에 따르면 진료실에서 측정한 최고(수축기) 혈압이 140 이상이거나 최저(이완기) 혈압이 90 이상이면 고혈압으로 판단한다. 집에서 측정할 때는 기준이 더 낮아져서 최고 혈압이 135 이상이거나 최저 혈압이 85 이상이면 고혈압으로 본다. 이상적인 '정상 혈압'은 진료실에서 측정했을 경우, 최고 혈압이 120 미만이고 최저 혈압이 80 미만이어야 한다. 집에서 측정했을 때는 최고 혈압이 115 미만, 최저 혈압이 75 미만으로 더 엄격한 기준이 적용된다.

실제로 집에서 측정할 때보다 진료실에서 측정할 때 혈압이 더 높게 나오는 사람이 많은데 이를 두고 '백의고혈압'이라고 한다. 문제는 이와 반대로 집에서 측정할 때 더 높게 나오는 사람들이다. 사실은 치료가 필요한 고혈압 환자인데, 병원에서 의사가 고혈압이라는 사실을 놓칠 위험이 있기 때문이다.

어쨌든 평상시에 집에서 혈압을 측정하고 그 결과를 정확히 기록하는 일은 건강 유지를 위해 필수다. 아침에 일어나서 화장실에 다녀온 다음, 식사하기 전 편안한 상태에서 측정하는 것이 좋다. 가능하면 자기 전에도 측정하기 바란다. 혈압은 그날그날 몸 상태에 따라 달라지기 때문에 일희일비하지 않고 수치를 꾸준히 기록한다.

내 생각엔 한창 일할 나이인 사람 중에 가이드라인으로 정해진 정상 혈압을 유지하는 사람은 적을 듯하다. 그렇기 때문에 더욱 자기 몸 상태를 제대로 파악할 필요가 있다.

100세
건강 주권을
위한
최강의
행동 습관

최신 데이터로 증명된
효과적인 운동법

건강을 위해 새로운 습관 들이기를 시작하거나 반대로 나쁜 습관을 버리려고 할 때, 무엇보다 '근거'를 확실하게 확인하는 것이 중요하다. 콤부차, 다시마, 양파 껍질 수프 등 지금까지 일일이 다 열거할 수도 없을 정도로 다양한 '건강법'이 유행했다. 앞으로도 이런 건강법들은 계속 더 나올 것이다.

유행하는 건강법에 편승하는 사람들에게 이유를 물었더니 대부분 건강에 좋다고 하니까 따라 한다고 답했다. '방송 프로그램에서 좋다고 하니까', '친구가 좋다고 하니까' 따른다는 대답도 있었다. 대체 어떤 근거로 좋다고 하는지는 관심도 없고 그저 무턱대고 따르는 것이다.

유행하는 건강법을 '실천해도, 하지 않아도 결국 결과는 같다(즉, 효과가 없다)'라고 한다면 유행하는 건강법을 따르는 것을 개인의 자유에 맡겨도 된다. 문제는 '습관이 되면 오히려 건강을 해치는' 잘못된 건강법이다.

건강법은 멋을 부리기 위한 것이 아니다. 옷이나 신발은 '유행이라고 해서 샀는데 이상하다'라는 사실을 깨달았을 때 그냥 벗어버리면 그만이다. 하지만 건강법은 그럴 수 없다. 잘못된 방식을 따른 결과, 몸에 남은 영향은 당장 사라지지 않는다. 그래서 확실한 근거가 있는 좋은 습관을 익혀야 한다.

운동도 이런 근거가 있는 좋은 습관 중 하나다. 후지타의과대학교 임상종양과 가와다 겐지河田健司 교수가 발표한 내용에 따르면 운동은 암을 예방할 뿐 아니라 암 치료 후 예후에 관해서도 좋은 영향을 준다고 한다.

도호쿠대학교대학원 의학계 연구과 고즈키 마사히로上月正博 교수는 신장병 환자를 대상으로 운동 요법을 제안한다. 지금까지 '신장병은 무엇보다 안정이 중요해서 운동은 금물'이 정설이었다. 그러나 연구 결과, 이런 낡은 상식을 타파하고 신장병 환자도 운동 습관을 통해 치료 효과를 상승시킬 수 있다는 사실이 밝혀졌다.

정말로 건강을 유지하고 싶다면 최신 연구 결과에 주목해야 한다. '흡연자라고 해서 반드시 폐암에 걸리지는 않는다'라든가 '수면 시간을 줄여도 일할 수 있을 정도의 힘이 필요하다'라든가 하는, 확실한 근거가 없는 건강 정보에서 이제는 벗어날 때다.

운동은 딱 3분만 해도 된다

지금껏 운동하는 습관이 없던 사람이 이제부터 반드시 체력을 단련하겠다고 결심하고 나면 대부분 피트니스 센터에 등록한다. 젊고 활기찬 직원들, 새로 산 멋진 운동복, 요가와 필라테스 같은 다채로운 프로그램…. 처음엔 모든 것이 신선하고 새롭게 느껴져서 운동을 오랫동안 지속할 수 있을 것 같은 기분에 사로잡힌다. 하지만 즐겁게 다닐 수 있는 기간도 기껏해야 석 달이면 끝이다. 점점 귀찮아지면서 결국 등록비만 날리는 일이 예사다.

애초에 운동을 좋아하지 않았으니 운동 습관도 없었을 텐데, 그런 사람이 피트니스 센터를 열심히 다니는 것 자체가 무리다. 이렇게 '운동=피트니스 센터에 다니는 것'으로 생각하면 피트니스 센터에 갈 시간이 없어서 운동을 할 수 없다는 이상한 변명을 하게 된다.

운동은 언제 어디서든 할 수 있는 일상적인 습관으로 삼는 것이 중요하다. 운동 습관이 없는 사람일수록 피트니스 센터 등에 의존하지 않는 편이 좋다.

실제로 언제 어디서든 할 수 있는 간단한 운동만으로도 충분히 유의미한 결과를 얻을 수 있다는 사실이 밝혀졌다. 과거에는 20분 이상 유산소 운동을 하지 않으면 운동을 하는 의미가 없다는 이야기가 있었다. 그러나 이런 낡은 상식이 뒤집히고 있다.

118쪽의 그래프를 살펴보자. 이 그래프는 30분 간격으로 3분 동안 운동했을 때 나타나는 혈당치 변화를 정리한 것이다.

계속 앉아 있는 그룹, 30분 간격으로 3분 동안 걷기를 한 그룹, 30분 간격으로 3분 동안 스쿼트를 한 그룹으로 나눠서 비교했을 때, 운동을 하면 확실하게 혈당치 상승이 억제된다는 사실을 알 수 있다.

혈당치가 올라가면 당뇨병과 비만, 혈관성 질환에 걸릴 확률이 높아진다. 이 확률을 딱 3분만 부지런히 운동하면 내릴 수 있다. 즉, 그래프에 나온 대로 틈틈이 몸을 움직이는 습관이 건강을 유지하는 데 중요하다고 할 수 있다.

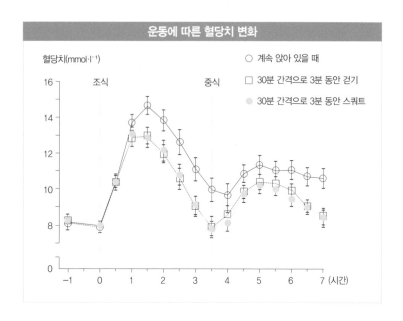

운동에 따른 혈당치 변화

혈당치(mmol·l⁻¹)

○ 계속 앉아 있을 때

□ 30분 간격으로 3분 동안 걷기

● 30분 간격으로 3분 동안 스쿼트

가령, 컴퓨터 작업에 집중하다가도 30분에 한 번씩은 자리에서 일어나서 잠시 걷거나 계단을 오르내리거나 그것도 어렵다면 그 자리에서 스쿼트를 하는 것도 좋다.

외근을 나가면 틈틈이 운동을 할 수 있는 기회가 더 늘어난다. 걷기는 틈틈이 운동을 할 수 있는 가장 대표적인 방법이다. 걸핏하면 택시를 타는 버릇부터 버려야 한다. 역에서 떨어진 곳에 갈 일이 생기면 운이 좋다고 생각하자. 퇴근할 때 한 정거장 먼저 내려서 걷는 방법도 좋다.

계단을 활용하는 방법도 추천한다. 에스컬레이터가 수리 점검

중이라서 운행을 멈췄다면 운이 없다고 생각하기보다 행운이라고 생각하자. 계단으로 이동하는 편이 건강에는 득이 되기 때문이다.

계단이나 언덕 같은 높낮이가 다른 길을 걷는 동작은 힘들고 귀찮다. 하지만 근력을 올리는 데 이만큼 좋은 조건이 없다.

이탈리아 사르데냐 지방은 언덕이 많은 지형인데, 이 지역은 척추가 튼튼한 남성 장수 인구가 많은 것으로 유명하다. 평균수명이 짧은 지역이 되어버린 오키나와도 산이 많은 중북부 주민들은 장수하는 경향이 있다. 그러므로 회사, 거래처, 역, 산책로 어디에서든 오르내리기 좋은 계단을 찾아보자.

그리고 나이를 먹을수록 다리가 얼마나 높이 올라가는지가 매우 중요하다. 고령자는 넘어져서 골절상을 입고 그대로 자리에서 일어나지 못하는 경우가 많다. 앞에 장애물이 있는 것을 알면서도 넘어지는 이유는 생각처럼 다리가 올라가지 않아서 별로 높은 곳도 아닌데 발이 걸려서 넘어지기 때문이다.

당신도 젊었을 땐 계단을 몇 칸씩 성큼성큼 뛰어 올라갔을 것이다. 만일 지금은 그렇게 못한다면 이미 노화가 시작된 것으로, 그대로 내버려두면 앞으로는 더 다리가 올라가지 않게 된다.

건강에 관해서는 현상 유지를 할 수만 있다면 그것만으로도 가치가 있다. 더는 늙지 않겠다는 목표를 가지고 일상생활 중에 틈틈이 몸을 움직이자.

식사 직후엔 '12초 스쿼트'를 한다

식사를 하면 혈당치가 상승한다. 상승 폭이 높을수록 살이 찌기 쉬우며 당뇨병에 걸리거나 악화시킬 위험이 커진다. 또한 비만 환자나 당뇨병 환자는 암, 심근경색, 뇌졸중, 알츠하이머 등의 발병률이 높다. 그래서 식후에 잠깐이라도 혈당치 상승을 억제할 수 있는 방법이 있다면 반드시 습관으로 삼아야 한다.

그렇다면 어떤 방법이 있을까? 식후에 바로 운동을 하면 혈당치 상승을 억제할 수 있다. 이때 '식후 바로'는 식사가 끝난 후 바로 다음을 뜻한다. 당질을 섭취하기 시작한 지 15분 정도가 지나면 혈당치가 올라가기 때문에 꾸물거리지 않는 편이 좋다. 회사에서 점심시간에 식당에서 밥을 먹었다면 계속 앉아 있지 말고 남은 시간에 걷기 운동이라도 하자.

과거에는 식후에 움직이지 않고 가만히 있는 것이 건강에 좋다고 여겨지던 시기도 있었으나 이 이야기도 이미 낡은 상식이 되었다. 씨름 선수는 체중을 불리기 위해 잔뜩 먹은 다음 누워서 쉰다. 일반인이 같은 행동을 하면 건강에 좋을 리가 없다.

식후 운동은 20~30분 정도 빠른 걸음으로 걷는 운동도 좋으나 내가 특별히 추천하고 싶은 운동은 스쿼트다. 스쿼트는 동작은 단순하지만 대퇴사두근이라고 하는 큰 근육을 단련할 뿐 아니라 전신 근육을 유지할 수 있는 매우 효과적인 운동이다. 또한 근육을 단련하면 이리신Irisin이라고 하는 골격근 유래 호르몬 분비가 촉진되어 알츠하이머 예방에도 도움을 준다.

운동복으로 갈아입을 필요도 없고 일어설 수 있는 공간만 있으면 되기 때문에 식후에 스쿼트를 하는 습관을 꼭 들이기 바란다.

내가 진찰하는 환자들은 식후 운동을 실천하여 혈당치를 측정하고 그 결과를 진료일에 보고한다. 한 남성 환자는 12초 스쿼트로 식후 혈당치 상승을 철저하게 억제하는 데 성공했다. 20분 동안 걷기를 했던 것보다 혈당치가 더 내려갔다고 한다. 한 번에 천천히 12초에 걸쳐서 하면 되니까 나도 시험 삼아 해봤는데 허벅지에 상당히 힘이 많이 들어간다. 그만큼 혈당 억제 효과도 뛰어나다.

12초 스쿼트를 10번 반복하면 약 120초(2분)가 걸린다. 중간에 잠깐씩 휴식을 취해도 3분이면 끝난다. 제아무리 바쁜 사람도 이 정도 시간은 낼 수 있다.

물론 여성이나 고령자라면 무리할 필요는 없다. 12초 스쿼트가 힘들다면 더 짧게 7초 스쿼트를 해보거나 걷기 운동을 해도 좋다. 자신의 운동 능력에 맞춰 조정하면 된다. 스쿼트는 제대로 힘이 들어가는지가 중요한데 조금 힘든 정도로만 해도 효과가 나타난다. 너무 열심히 해서 한 번 만에 지쳐서는 의미가 없다. 조금 힘들지만 계속해서 습관으로 삼을 수 있는 적정한 선을 찾아야 한다.

자기 전엔
10분간 스트레칭을 한다

어깨가 넓다거나 발이 크다거나 하는 등 타고난 골격 형태는 바꿀 수 없다. 불만이 있어도 개성으로 받아들일 수밖에 없다. 그러나 유연성은 다르다.

물론 뼈와 관절의 형태와 모양에 따라 사람마다 움직일 수 있는 범위에 차이가 있기 때문에 원래부터 몸이 유연하거나 뻣뻣한 사람은 있다. 하지만 몸을 움직이지 않으면 점점 더 가용 범위가 좁아지는 부분도 무시할 수 없다.

나이를 먹을수록 몸은 뻣뻣해지기 마련이다. 사회인이 되면 학생 시절처럼 마음껏 운동을 즐길 수 있는 시간이 줄어든다. 그렇다고 이 상태를 방치하면 몸은 점점 더 굳어진다.

나의 클리닉을 찾아오는 환자들 중에 실제 나이보다 더 젊어 보이는 분들에게 비결을 물었더니 매일 스트레칭을 한다는 사람이 꽤 많았다. 어떤 남성은 유연성이 떨어지면 넘어지거나 다칠 위험이 커져서 자신도 그렇고 주변 사람들도 힘들어진다면서 반드시 스트레칭을 하는 이유를 알려주었다.

즉, 매일 스트레칭을 하는 습관은 아무리 나이를 먹어도 자기 몸은 확실하게 관리하는 책임감과 긍정적인 사고에서 비롯된 습관인 것이다. 이런 생각을 하는 사람이니 젊어 보일 수밖에 없다. 실제로 이 남성은 확실히 몸이 유연해서 그런지 진료실에서 보이는 자세 자체가 다르다. 의자에 앉을 때나 일어설 때 동작 하나하나가 경쾌하다.

반대로 몸이 뻣뻣한 사람은 모든 동작에 시간이 걸린다. 그리고 '움직이는 데 시간이 많이 들어서 움직이지 않게 된다 → 움직이지 않으니까 활동 범위가 좁아진다 → 활동 범위가 좁아지니까 움직이는 데 시간이 더 많이 든다'의 악순환에 빠지게 된다. 그렇게 되지 않으려고 나도 매일 스트레칭을 하는 습관을 기르고 있다.

스트레칭은 체온이 높을 때 하면 더 효과가 좋다. 그렇기 때문에 샤워나 목욕 후에 하는 것을 추천한다.

스트레칭을 할 때는 갑자기 강한 힘을 가하거나 반동을 이용하면 안 된다. 천천히 느긋하게 30초 정도 기분 좋게 느껴지는 범위까지 근육을 늘린다. 고관절, 어깨, 복근 등 전신 근육을 차례로 늘리는 데는 10분 정도 걸린다. 매일 계속하면 확실히 몸을 움직일 수 있는 범위가 늘어났음을 실감할 수 있다.

고관절 활동 범위가 넓어지면 보폭이 커져서 빨리 걸을 수 있다. 다리가 높이 올라가서 발이 어딘가에 걸려서 다칠 우려도 줄어든다. 어깨와 상반신의 활동 범위가 넓어지면 동작이 유연해지고 자세가 곧아져서 젊어 보인다. 스트레칭은 지긋지긋한 어깨 결림과 허리 통증에도 효과적이다.

스트레칭을 하는 데는 특별한 도구가 필요 없다. 간편하지만 그 효과가 대단하므로 자기 전 10분 동안 스트레칭 하는 습관을 들이자.

노래로 성대를 단련한다

코로나19가 유행하면서 폐렴에 대한 경각심이 다시 커졌다. 폐렴은 현재 뇌졸중을 제치고 일본인의 사망 원인 3위를 차지했다. 폐렴으로 인한 사망자는 대부분 고령자이며, 그중 70% 이상이 오연성 폐렴^{Aspiration Pneumonia}으로 인해 사망했다.

오연誤嚥이란 음식물을 잘못 삼켜서 기관으로 들어간 것을 가리킨다. 원래대로라면 저작 즉, 씹는 행위를 통해서 음식물이 식도를 타고 위로 들어가야 하는데 간혹 일부가 기관으로 잘못 들어가는 경우가 생긴다. 이때 기관에 들러붙은 세균이 폐에 들어가서 염증을 일으킨다.

오연은 나이와 상관없이 급하게 음식물을 삼킬 때도 발생한다. 급하게 먹다 보면 공기가 같이 흡입되면서 결과적으로 음식물 중 일부가 기관으로 넘어가게 된다. 그래도 나이가 어리고 체력이 있으면 콜록콜록 기침을 하는 정도에서 끝나며 폐렴으로 번지지는 않는다.

하지만 나이가 들면 음식을 삼키는 근력이 떨어져서 제대로 삼키지 못하고 음식물이 기관에 들어가는 경우가 발생한다. 폐활량이 떨어져도 음식물을 삼키고 나서 바로 숨을 들이마시게 되어 결과적으로 기관에 들어가기 쉬워진다. 나이가 많지 않은 사람일수록 지금부터 오연성 폐렴을 예방할 수 있는 습관을 들여야 한다.

먼저 음식물을 삼킨 후에는 의식적으로 숨을 뱉는다. 의식하지 않으면 숨을 들이마시기 쉽다. 음식물을 꿀꺽 삼키고 나서 후 하고 숨을 내뱉는 습관을 익히자. 음식을 꿀꺽 삼킨 후에 후 하고 숨을 뱉는 행동을 의식하면 자연스럽게 천천히 먹게 되어서 빨리 먹는 습관을 방지할 수 있다. 빨리 먹는 습관은 혈당치를 올리고 비만과 당뇨병의 원인이 된다. 오연성 폐렴을 예방하는 식사 습관을 통해 다양한 건강 효과를 기대할 수 있다.

오연성 폐렴을 예방하기 위해서는 성대 근육 단련도 중요한데 소리내기를 통해 성대 근육 단련이 가능하다. 평소에 또박또박 큰 소리로 말하는 습관을 들이자.

노래하기도 추천한다. 나는 전에 남성 중창단에서 노래를 부른 적이 있다. 지금은 코로나19 때문에 큰 소리를 내거나 노래방에서 노래를 부르는 일은 전염 위험성이 높아 지양되고 있지만, 상황이 진정된 이후라면 크게 노래를 부르는 것도 좋다.

성대뿐 아니라 온몸을 단련하는 습관도 중요하다. 음식을 삼키는 힘은 체력과 관련이 있기 때문이다. 앞서 언급한 자기 전 10분 스트레칭 등으로 평소에 몸을 자주 움직여서 부지런히 전신 근육을 단련해야 한다.

보조제를 사용해 금연한다

건강해지려면 금연해야 한다는 사실은 누구나 알고 있다. 당연한 사실인데도 다시 설명하는 이유는 여전히 금연에 성공하지 못한 사람이 많기 때문이다.

만약 당신이 흡연자가 아니라면 이 항목은 건너뛰어도 좋다. 단, 최근에 금연을 시도한 경우라면 이야기가 다르다. 사실 흡연에 따른 피해는 금연하더라도 좀처럼 사라지지 않는다.

몸에 좋지 않다는 사실은 알고 있지만 좀처럼 끊지 못하는 사람들이 내세우는 변명은 골초라도 폐암에 걸리지 않는 경우가 많은데다 장수하는 사람도 있지 않냐는 것이다.

흡연이 폐암 위험을 높인다는 것은 확실한 사실이다. 하지만 그렇다고 해서 흡연자 전원이 폐암에 걸리지는 않는다. 그렇지만 간과되는 사실이 있다. 다른 암에 걸릴 위험이 커진다는 점이다. 흡연으로 인해 식도암, 구강암, 인두암, 후두암, 간암, 위암, 췌장암, 자궁경부암, 방광암 등에 걸릴 확률이 높아진다는 점은 과학적으로도 증명되었다.

그뿐이 아니다. 흡연으로 인해 이미 발병한 암에 더해서 추가로 새로운 암이 발병하는 '2차 암'에 걸리기 쉽다는 사실도 드러났다. 게다가 흡연은 동맥경화를 진행시켜서 혈관을 망가뜨린다. 혈관 상태가 나빠지면 심장 질환과 뇌 질환 위험이 커진다는 사실은 당신도 이미 알고 있을 터다.

내가 특히 우려하는 부분은 흡연이 신장에 끼치는 영향이다. 지금까지 신장은 다른 장기보다 비교적 주목을 덜 받았는데, 건강하게 오래 사는 데 중요한 역할을 담당한다(자세한 내용은 6장에서 설명하겠다). 일본의 신장병 환자 수는 2,100만 명으로 당뇨병 환자 수의 2배가 넘는다. 스스로 신장병(만성 신장병)에 걸렸다는 사실을 깨닫지 못하는 사람도 많아서 뇌졸중과 심근경색의 숨겨진 사인으로 작용한다.

신장 기능을 반영하는 알부민뇨 수치는 흡연하는 담배 수량에 비례해서 악화한다는 연구 결과도 있다. 스웨덴 연구진이 발표한 내용에 따르면 비흡연자와 비교하여 하루에 20개비 이상을 40년 넘게 피운 사람의 경우 신장병에 걸릴 위험이 크며, 지금은 피우지 않더라도 과거에 흡연 경험이 있으면 오래도록 위험이 잔존한다는 사실이 증명되었다.

금연을 하면 만성 신장병 진행을 억제하고 인공투석이 필요한 중증 신장병에 걸릴 위험을 예방하는 효과가 기대된다. 담배가 끼치는 해악은 금연 후에도 남아 있지만, 그래도 계속 흡연하지 않고 금연을 하면 신장병 악화를 억제할 수 있다.

흡연은 암이나 신장병뿐 아니라 어떤 질병에 관해서도 위해는 있어도 하등 도움은 되지 않는다. 그러니까 담배는 반드시 끊어야 한다.

특히 당뇨병 환자는 이미 혈관 상태가 좋지 않기 때문에 담배를 피우면 심장 질환을 악화시키는 큰 원인이 된다. 물론 합병증인 신장병도 마찬가지라서 담배를 피우는 습관이 있다면 지금 당장 금연해야 한다.

담배는 기호식품이라기보다는 약물에 가까워서 중독되기 때문에 현실적으로 본인의 의지만으로 끊기는 매우 어렵다. 며칠은 끊더라도 그동안 초조함을 느끼고 딱 한 개비만 피워도 다시 예전으로 돌아가버린다. 즉, 금단 현상이 나타난다.

그래서 흡연자가 진짜로 금연을 하고자 한다면 자신의 의지에 기대기보다 금연지원센터에 가서 챔픽스^{Champix}라고 하는 금연 보조제를 처방받는 방법을 추천한다. 이 약을 먹으면 담배를 피우고 싶은 욕구가 사라진다. 인간은 의지가 약하고 어리석은 존재다. 이 사실을 빨리 인정하는 것이 금연에 성공하는 지름길이다.

나는 오랫동안 많은 환자를 봐왔다. 그 결과, 욕구를 조절할 수 있는 의지가 강한 사람은 전체 환자의 20%에도 미치지 못했다. 나머지 80% 즉, 나를 포함한 대부분은 의지만으로 무언가를 극복하기엔 아직 멀었다. 특히 중독 같은 심각한 문제는 웬만한 의지력으로는 스스로 해결할 수 없으니 적절한 도움을 받도록 하자.

수면 시간을 줄이지 않는다

수면이 건강에 중요하다는 사실은 당신도 충분히 알고 있다. 단, 한창 일할 나이인 세대에 접어들고 나면 충분한 수면을 취하고 있다고 확실하게 말할 수 있는 사람이 적어진다. 대부분 이즈음이 되면 일이 바빠서 적절한 수면 시간을 확보하기 어렵거나 아니면 시간은 있는데 수면장애 때문에 푹 잘 수 없거나 이 두 가지 중 어느 한 상황에 처해 있다.

여기서 명확하게 구분하고 싶은 사실은 시간이 없어 자지 못하는 것과 아예 잘 수 없는 것은 다르다는 점이다.

먼저 충분한 수면 시간을 확보하지 못했던 사람이라면 이번 기회에 의식을 바꿔보자. 절대로 수면을 가볍게 생각하면 안 된다. 우리 몸의 세포는 수면 중에 다양한 복구 활동을 진행한다. 즉, 수면 시간이 부족하면 복구가 불완전한 상태에서 끝나게 된다. 이런 일이 반복되면 결국 암 등을 유발하게 된다는 사실은 불 보듯 뻔한 일이다.

일이 중요하니까 수면 시간을 줄이는 수밖에 없다고 생각하는 사람이 더러 있는데 왜 그렇게까지 열심히 일하는 걸까? 많은 돈을 벌어서 삶의 질이 높은 만족스러운 인생을 보내기 위해서일 것이다. 그렇다면 무엇보다 우선 건강해야 한다. 삶의 질이 높은 인생에 건강이 필수라는 사실은 말할 필요도 없다. 애초에 건강하지 않으면 또는 수면이 부족하면 일을 잘할 수 없다.

그런데 아침에 일어나기 힘들거나 한밤중에 잠에서 깨는 등 잘 자고 싶지만 그러지 못해서 고민인 사람도 있다. 이 사람들은 시간은 충분하니까 일단 합격이다. 의식이 완전히 사라질 정도로 푹 잠들지는 못하더라도 누워 있는 것만으로도 피로 회복 효과가 있다고 한다. 그러니 잘 잘 수 없다는 사실을 지나치게 예민하게 받아들이지 말고 마음 편하게 생각하자.

만약 가능하다면 낮잠을 자는 것도 건강에 좋다. 회사에서 근무하는 사람 중에 주로 사무 업무를 본다면 점심시간에 15분 정도 책상에 엎드려서 눈을 감고만 있어도 피로가 풀린다.

퇴직했다면 더 길게 낮잠을 잘 수 있다. 나도 오후 진료를 시작하기 전에 40분 정도 낮잠을 잔다. 낮잠은 밤에 잘 때와는 다른 기분 좋은 감각이 느껴져서 일과에 넣으면 일상에 또 다른 즐거움이 생긴다.

참고로 의학적으로는 매일 7시간 정도가 이상적인 수면 시간이지만 실제로는 사람에 따라 차이가 있다. 5~6시간만 자도 피로가 풀린다면 그렇게 하면 된다. 가장 나쁜 행동은 충분한 수면 시간을 확보하고 침대에 누웠는데도 잠이 오지 않는다고 초조해하는 것이다. 그럴 때는 머릿속으로 여행 계획 같은 즐거운 생각을 떠올려보자. 우리에게 주어진 시간은 소중하므로 되도록 즐겁게 쓰면 어떨까?

조기에 질병을 확인할 수 있는 자가 진단

암이나 심근경색, 뇌졸중 같은 무시무시한 질병의 징후를 조기에 발견하여 예방하려면 반드시 우수한 의료 기관에서 최신 검사를 받아야 한다. 그렇다고 모든 걸 전문가에게 맡기고 자신은 아무것도 하지 않아도 된다는 것은 아니다. 매일 내 몸 구석구석에 관심을 가지고 오늘은 어떤지 확인하는 습관이 중요하다.

체중계에 올라가거나 혈압을 측정하는 일은 물론이고 대변과 소변 상태를 제대로 확인하고 평소와 다른 징후가 보인다면 재빨리 감지할 수 있어야 한다. 아침에 외출 준비를 할 때나 밤에 씻을 때 등 거울 앞에 서면 항상 얼굴 상태를 확인하자. 뇌경색이 온 환자 중에는 거울을 봤더니 얼굴이 이상했다는 사람이 꽤 있다.

뇌혈관이 굳어지는 뇌경색과 혈관이 터지는 뇌출혈을 합쳐서 뇌졸중이라고 하는데, 뇌졸중은 제2차 세계대전 이래로 한동안 일본인의 사망 원인 1위였다. 지금은 4위로 내려간 데다 발병률도 감소하는 경향을 보이고 있지만 여전히 뇌졸중 발병률은 높다. 사망률은 내려갔으나 발병률이 크게 변하지 않았다는 점은 그만큼 후유증에 시달리는 사람이 많다는 증거다. 특히 현대 일본에서 뇌경색은 증가하는 추세이며, 이에 대한 예방은 삶의 질이 높은 인생을 보내기 위해 시급히 해결해야 하는 과제다.

심근경색은 발작 후 2시간 이내가 골든타임인데 이 시간 내에 치료를 하느냐 여부에 따라 생사가 갈린다. 뇌경색의 경우, 4시간 30분 이내에 치료제를 주사하여 확실하게 혈전을 녹이면 후유증 없이 완치될 가능성이 커진다. 게다가 획기적인 혈관 내 치료(혈전 회수 방법은 '의사가 알려주는 최신 의학 정보-뇌졸중' 편을 참조하자)를 통해 치료 가능 시간이 8시간까지 늘어났다. 그래서 더욱 골든타임을 허비하지 않는 습관이 필요하다.

뇌경색이 발생하면 반드시 증상이 나타난다. 가장 많이 나타나는 증상은 몸 절반에 힘이 들어가지 않는 증상(운동마비)이다. 한쪽 팔다리에 힘이 들어가지 않거나 움직일 수 없을 때는 뇌경색을 의심해야 한다.

다음으로 많은 증상은 언어 증상이다. 뇌경색으로 인한 언어 증상은 혀가 잘 돌아가지 않는 증상(구음 장애)과 말을 이해할 수 없거나 하고 싶은 말이 나오지 않는 증상(실어증)으로 나뉜다. 그 밖에 한쪽 눈 또는 시야 절반이 보이지 않는 경우도 있다. 의식이 희미해지면서 몸 절반이 마비되는 증상도 있다.

이런 증상은 뇌경색이 발생했다고 알려주는 중요한 신호다. '팔다리가 이상해! 입이 이상해! 말이 이상해! 눈이 이상해!'라고 외워두자. 이런 증상은 갑자기 나타났다가 금세 가라앉기도 한다. 그렇다고 해서 그대로 방치하면 안 된다.

일시적이기는 하나 갑자기 눈이 잘 안 보이거나 말을 이해할 수 없다면 이상이 발생한 것이다. 이 현상을 그대로 내버려뒀더니 저절로 나았다면서 별일 아니라고 안심해버리는지 아니면 증상이 나타나자마자 전문 병원을 찾아가는지에 따라 예후가 완전히 달라진다.

이런 증상이 나타나면 되도록 빨리 구급차를 부르는 것이 중요하다. 절대로 상태와 경과를 지켜보는 등의 행동을 해서는 안 된다. 뇌경색 치료는 발병 후 4시간 30분 이내에 이루어지지 않으면 효과가 없다. 시간에 제약이 있다는 점을 확실하게 기억해야 한다. 당장 구급차를 부르는 행동이 당신의 목숨을 구하고 반신불수가 되는 비극을 막아준다.

• 뇌경색 증상 체크리스트 •

갑자기 손발에서 힘이 빠진다. ☐

한쪽 다리를 질질 끈다는 지적을 받았다. ☐

자주 발에 걸려서 넘어진다. ☐

말이 나오지 않거나 무슨 말인지 이해할 수 없다. ☐

비틀거리면서 똑바로 걷지 못한다. ☐

한쪽 팔다리가 저리다. ☐

갑자기 어지럽다. ☐

한쪽 눈이 커튼을 친 것처럼 일시적으로 사물이 보이지 않는다. ☐

사물이 두 개로 보인다. ☐

이 중에서 하나라도 증상이 보인다면, 되도록 빨리 구급차를 불러서 병원에 가야 한다.

출처: 일본 국립순환기질환 연구센터 홈페이지

밝고 긍정적으로 생각한다

전 세계의 장수한 사람들로부터 배울 수 있는 가장 좋은 습관은 무엇일까? 아마 밝고 긍정적인 사고일 것이다. 확실한 증거가 있는 건강 습관을 들이라고 하면서 갑자기 철학적인 이야기를 한다고 이상하게 생각하지 않았으면 한다. 실제로 삶의 질이 높은 멋진 인생을 사는 사람들은 한결같이 긍정적인 경향이 있다.

개인의 개성은 대부분 뇌에서 정해진다. 의학이 발전하면서 다양한 장기를 다른 사람에게 이식할 수 있게 되었다. 하지만 뇌는 이식이 불가능하다. 만약 당신에게 내 신장을 이식해도 당신의 본질은 변하지 않는다. 하지만 내 뇌를 이식하게 되면 당신은 내가 된다. 즉, 당신이 밝고 긍정적으로 살 수 있을지 없을지는 뇌가 정한다. 물론 물리적으로 뇌 자체를 바꿀 수는 없지만, 사고방식은 좋은 방향으로 이끌 수 있다.

현재 전 세계에서 가장 장수한 사람은 프랑스 사람인 장 칼멩Jeanne Calment 여사다. 무려 122세까지 살았다. 그녀의 일생을 기록한 평전《신이 잃어버린 딸L'oubliée de dieu》에는 이런 구절이 있다. "그녀는 좌절하는 사람이 아니었다. 그녀는 자신의 에너지를 앞으로 나아가는 데 썼다."

보통 100세가 넘으면 주변 사람들이 나서서 다치는 일 없이 조용하고 신중하게 행동하도록 권유하며 본인도 그 권유를 따르기 마련이다. 그런데 그녀는 달랐다. 110세에 병원에서 운영하는 요양원에 들어간 후에도 스스로 지팡이를 짚고 간병인의 도움 없이 걸었으며 몸을 굽혔다 피는 운동도 할 수 있었다고 한다. 게다가 이동할 때는 엘리베이터 대신 계단을 이용했다고 한다. 이 점은 성루카국제학원 명예원장인 히노하라 시게아키日野原重明 교수와 동일하다.

칼멩 여사는 음악을 들으면서 공원을 산책하는 일을 아주 좋아해서 이때는 화장을 하고 곱게 옷을 차려입고 나갔다고 한다. 그녀가 좋아했던 말은 '즐겁다'였다. 그녀는 초콜릿과 레드 와인을 좋아했는데 특히 포트 와인을 좋아했다고 한다. 방송 프로그램에

출연했을 때 진행자가 가지고 싶은 것이 무엇이냐고 물었더니 농담을 섞어서 초콜릿 1톤이라고 대답할 정도로 두뇌도 총명했다.

칼멩 여사가 말한 장수 비결은 '어떤 일이든 두려워하지 않는 것'과 '불평하지 않는 것'이었다. 역시 깜짝 놀랄 만큼 긍정적으로 사고하는 사람다운 말이다.

나의 환자 중에도 매우 멋진 고령의 남성이 있다. 그는 여든 살 가까이 되었는데도 여전히 현역 디자이너로 활약 중이다. 다른 60대, 70대 환자들과 비교해도 훨씬 젊게 느껴진다. 그분께 젊음의 비결을 묻자 '낙천주의'라는 답변을 했다. 칼멩 여사와 마찬가지다.

특히 남성의 경우, 나이를 먹을수록 까다로워지는 경향이 있다. 물론 오래 살다 보면 그만큼 힘든 경험도 많이 겪었을 터다. 항상 웃으면서 지낼 수는 없었을 것이란 말이다. 그렇다고 거기에만 함몰되면 인생은 점점 우울해진다. 소중한 삶을 스스로 우울하게 만들지 말자.

혼자만의 시간을 갖는다

100세 인생을 즐겁게 보내려면 대개 파트너가 필요하다고 생각할 것이다. 하지만 그저 파트너가 있다고 해서 좋은 것은 아니다. 파트너의 유무보다는 파트너와 어떤 관계를 맺는지가 중요하다.

일본 후생노동성이 조사한 '연도별 이혼 건수 추이'에 따르면 2002년을 기점으로 이혼 건수는 감소하는 경향을 보인다. 그런데 더 자세하게 동거 기간별로 살펴보면 눈에 띄는 지점이 있다. 5년 미만 동거한 부부의 경우에는 이혼율이 상당히 많이 감소했으나, 유일하게 20년 이상 같이 산 부부만 이혼율이 증가하는 추세다. 현재 일본에서 이혼하는 부부 5쌍 중 1쌍은 이른바 '황혼 이혼'이라고 한다.

나는 매일 환자들에게 다양한 불평을 듣는다. 특히 60세 정도가 되면 남녀 모두 불평이 많아지는 듯하다. 남성들이 토로하는 불만은 대부분 자신의 전성기가 이미 지나버렸다는 것이다. 일도 어느덧 끝이 보이고 정력도 쇠퇴하고 그 결과, 사는 의미를 잃어버린다. 남성은 이토록 죽을 때까지 사회적 지위를 신경 쓰는 존재다. 그리고 그렇게 살아온 탓에 스스로 할 수 있는 일이 거의 없는 사람이 많다.

한편 진료실에서 여성은 대부분 남편이 성가시다는 불만을 터뜨린다. 정년퇴직한 후에 매일 집에서 하루 세끼를 받아먹는 일이 당연하다고 생각하고, 아내가 외출이라도 하려고 하면 언제 오냐며 집요하게 물어보니 성가실 만도 하다. 성가시게 굴지 말고 취미라도 만들어서 밖에 나갔으면 좋겠다는 생각이 절로 드는 것이다.

남성의 사회성은 대부분 일을 통해 만들어지는 것과 달리 여성의 경우, 넓고 다양한 세계를 향해 열려 있다. 나는 진료를 하면서 여성들이 무슨 생각을 하는지 알게 된 터라 아내에게 지나치게 의존하지 않으려고 노력한다. 남성 환자들에게도 이렇게 충고한다.

"자기 일은 스스로 하세요. 그리고 퇴직하더라도 계속 밖에 나가서 행복해질 수 있는 취미를 찾아보세요."

행복해질 수 있는 취미는 정말 중요하다. 사람은 행복하지 않으면 우울해진다. 우울한 사람을 계속 보면 아무리 가족이라도 고통스럽다.

한 남성이 65세에 정년퇴직을 한 후, 이 일을 계기로 혼자서 나가노현 시나노마치에 있는 오래된 농가를 빌렸다. 아내는 도시에서 그대로 생활한다. 그는 농가 정원에서 자기가 먹을 채소를 무농약으로 재배하는 그야말로 청경우독˙과 같은 일상을 보내고 있다. 또한 소년야구 심판을 보는 등 지역사회에서도 잘 적응 중이라고 한다. 도시에 있는 집에는 두 달에 한 번 정도 돌아가는데, 그때마다 내가 운영하는 클리닉에서 진료를 받는다.

이분 말고도 나의 클리닉에는 농지를 빌려 무농약 채소 재배를 시작한 환자가 꽤 있다. 밭에서 갓 수확한 채소는 맛있을 뿐 아니라 무농약이라 건강에도 좋다. 게다가 몸을 움직이니 몸도 튼튼해진다. 인생 후반기에 시작하기에 아주 좋은 취미라고 생각한다.

반려견 키우기를 추천하는 환자도 있다. 개는 충직한 친구가 되어주는 대신에 보살핌이 필요하다. 자기가 아끼는 반려견이라면 가족에게 미루지 않고 스스로 돌보고 싶은 마음이 들 것이다. 다른 존재를 돌보는 일은 자기 일을 스스로 할 수 있는 첫걸음이다.

앞으로 우리는 평균적으로 100세까지 살 것이다. 이런 시대

˙ 晴耕雨讀. '맑은 날에는 농사를 짓고 비가 오는 날에는 책을 읽는다'는 뜻이다.

에 파트너와의 관계는 매우 중요하다. 아무리 부부 싸움 원인 중 80%가 상대에게 있다고 해도(사실 그럴 리가 없을 테지만) 80%를 잘못한 상대가 나쁘다고 결론지어 버리면 두 사람의 관계는 개선될 수 없다. 누가 맞는지, 누가 이겼는지가 아니라 같이 있으면 즐거운지가 중요하다. 이런 논리는 부부 관계에서만 그치지 않는다. 친척이나 친구, 이웃 사람들과의 관계에서도 해당하는 이야기다.

건강을 위해서는 인생을 즐겁게 보내는 일이 중요하다. 그 동력을 스스로 찾아나가자. 예전에 합창단 활동을 했다고 이야기했는데 노래는 즐거울 뿐 아니라 치매 예방에도 도움이 되는 좋은 취미다.

나의 환자 중 최근 도예를 시작한 분이 있다. 회사를 경영하는 분인데 도예에 집중하는 시간이 무척 행복하다고 한다. 점점 실력도 늘고 있는데, 취미라고 해도 몰입해서 하다 보면 해야 할 일이 꽤 많은 듯하다.

그림, 바둑, 장기, 문화센터 강좌 등 뭐든 좋으니 진심으로 즐길 수 있는 당신만의 취미를 찾기 바란다. 나이를 먹을수록 좋아하는 일, 집중할 수 있는 일이 있어야 행복한 삶을 보낼 수 있다. 이때도 명심해야 할 부분은 자신의 취미 활동에 억지로 파트너를 끌어들이지 않는 것이다. 결과적으로 둘이 같이 즐길 수 있다면 가장 좋지만, 그렇지 않다면 먼저 혼자서 시작해보자.

뇌졸중

앞서도 언급했지만 지금은 4위로 내려갔으나 뇌졸중은 원래 제2차 세계대전 이후 오랫동안 일본인의 사망 원인 1위였다.

뇌졸중은 뇌혈관이 손상되는 뇌출혈과 혈관이 막히는 뇌경색으로 나뉘는데 과거에 수많은 일본인의 목숨을 앗아간 질병은 뇌출혈이었다.

뇌졸중의 76%를 차지하는 뇌경색은 혈전이 뇌혈관을 막아서 생기는 질환이다. 뇌 MRI 검사를 받으면 작은 뇌경색이 발생한 흔적을 발견하는 경우가 있다. 이 경우, 이따금 혈전이 생겨서 작은 혈관이 막혔던 것인데 큰 혈관에서는 발생하지 않았기 때문에 별일 없이 지나간 것이다.

이 단계에서 혈액을 깨끗하게 만드는 약인 아스피린Aspirin을 복용하면 뇌경색 발작 예방이 가능하다. 어린아이가 진통제를 먹을 때 정도의 아주 작은 양으로 큰 효과를 얻을 수 있다. 아스피린은 비행기에 타기 전 이코노미 클래스 증후군 을 방지하기 위해 먹는 사람이 있을 정도로 우리에게 친숙한 약이며 부작용 걱정이 거의 없다.

만약 뇌경색 증상이 나타나면 당장 구급차를 불러서 뇌신경외과에서 진료를 받아야 한다. 혀가 꼬이는 정도의 가벼운 증상이라고 해

＊　비행기 여행 중 좁은 좌석에 장시간 앉아 있을 때 생기는 일련의 증상.

도 병원 가기를 주저하면 안 된다. 4시간 30분 이내에 혈전을 녹이는 약물을 투여하지 않으면 뇌경색을 완벽하게 치료할 수 없다.

시간이 더 지났을 경우 다리 혈관을 통해 카테터Catheter를 삽입해서 뇌혈관에 쌓인 혈전을 녹이거나 회수하는 획기적인 치료법(혈전 회수 요법, 혈관 내 치료)도 개발되었다. 지금은 8시간 이내에 혈전 회수 요법을 실시하면 사망하지 않고 전혀 후유증 없이 나을 수 있다. 단, 혈전 회수 요법은 모든 병원에서 실시하는 치료법이 아니라서 이 치료가 가능한 병원으로 후송해달라고 구급대원에게 전달해야 한다.

나의 환자 중에도 혀가 돌아가지 않아서 구급차로 후송되어 병원에서 이 치료를 받고 아무 후유증 없이 완치된 사람이 있다. 하지만 대부분은 혀가 잘 돌아가지 않는 정도의 증상으로는 상태를 지켜보자고 할 뿐 구급차를 부르지 않는 경우가 많다. 그러면 처치가 늦어져서 목숨은 건진다고 해도 반신마비가 되어 거동할 수 없게 된다.

따라서 뇌경색 증상이 나타났다면 절대로 망설이지 않고 곧바로 구급차를 부르는 것이 중요하다.

5장

100세
건강 주권을
위한
최선의
사고 습관

리스크와 베네핏을 냉정하게 판단한다

코로나19가 유행하면서 대부분의 병원 경영이 악화되었다. 바이러스 감염을 우려하여 통원을 꺼리는 환자가 늘었기 때문이다. 이 뉴스를 접하고 인간이 얼마나 냉정함을 잃고 그릇된 판단을 하기 쉬운 존재인지 새삼 깨닫게 되었다.

작년까지는 매년 제대로 암 검진을 받았지만 올해는 건너뛰겠다고 생각한 사람도 많을 터다. 그중에는 올해 암 검진을 받았으면 조기에 발견할 수 있었을 텐데 내년에 더 많이 진행된 상태에서 암이 발견되는 사람들도 반드시 나올 것이다. 그리고 조기에 발견했으면 내시경을 통한 간단한 절제 수술로 치료가 가능했는데 개복 수술이 필요하게 된 경우도 있을 것이다. 그렇게라도 목숨을 건지면 다행이지만, 만일 다른 장기로 암이 전이되어 치료 시기를 놓치는 일이 생길 수도 있으리라고 충분히 예상 가능하다.

이를 두고 과연 이성적인 행동이라고 할 수 있을까?

물론 아직 치료법이 확립되지 않은 코로나19를 우습게 봐서는 안 된다. 특히 고령자는 중증으로 발전하여 생명을 잃을 위험성이 높다는 사실이 드러났다. 일본의 코로나19 치사율은 50대가 0.4%, 60대도 1.7% 정도다(2021년 4월 기준).

그렇다면 암은 어떨까? 가장 예후가 나쁜 암인 췌장암은 5년 생존율이 39.9%다. 만약 CT 검사나 방사선 피폭이 없는 MRI 검사를 매년 받는다면 0기에 조기 발견되어 치료 가능성이 커진다.

이렇게 리스크와 베네핏을 생각하면 어떻게 행동해야 할지 명확해진다.

암뿐 아니라 코로나19 감염을 두려워한 나머지 병원에 가는 시기가 늦어져서 심근경색이나 뇌졸중으로 사망하는 사람도 있을 것이다. 심근경색은 2시간 이내, 뇌경색은 4시간 30분 이내가 운명을 가르는 골든타임이다. 즉, 내 몸이 이상하다고 느꼈을 때 본인과 주변 사람들이 얼마나 냉정하게 판단하고 선택할 수 있는지가 중요하다.

그런데 인간의 사고는 다양한 우회로에 부딪히게 되고, 그 결과

그릇된 선택을 하기도 한다. 그러므로 평소에 더욱 정확하게 이해하고 올바르게 행동하는 습관을 철저하게 익히지 않으면 후회할 일이 생기고 만다.

'나는 괜찮다'라는 생각이야말로 우회로에 부딪혔다는 증거다. 건강을 위해서라면 '내 생각이 틀렸을지도 모른다'라는 신중한 태도가 필요하다.

감기에 걸렸을 때는
억지로 먹지 않는다

'감기는 만병의 근원'이라는 말을 들어본 적이 있을 것이다. 가벼운 감기라도 고령자의 경우, 폐렴을 유발하여 사망에 이르기도 한다.

그런데 감기 자체를 치료하는 특효약은 없다. 따라서 열, 기침, 콧물, 인후통 등 개별적인 증상을 완화하는 약물에 의존할 수밖에 없다. 병원에 가도 대증요법 차원에서 약물을 처방할 뿐이다.

감기는 대개 일주일 정도면 낫는데 약효가 들어서 치료된 것이 아니라 대부분 자가 면역력에 의해 치료된다. 즉, 평소에 면역력이 높은 상태라면 애초에 감기 바이러스에 감염되지도 않을 테지만, 만일 감염되더라도 가벼운 증상으로 끝난다. 그런데 면역력이 떨어진 상태라면 가벼운 감기라고 생각했는데 생각보다 훨씬 고통스럽다. 이런 현상은 코로나19도 마찬가지다.

그렇다면 감기에 걸렸을 때 조금이라도 면역력을 키우려면 어떻게 해야 좋을까? 물론 평소 습관이 가장 중요하지만, 일단 영양을 보충하는 게 좋다고 생각하는 사람이 많을 것이다. 하지만 감기에 걸렸을 때 영양 보충을 한다고 억지로 먹는 것은 좋지 않다. 오히려 면역력이 약해지기 때문이다.

우리 몸은 완벽한 면역 체계를 구축하고 있다. 감기 바이러스가 침입하면 면역세포가 자동으로 활동을 개시하여 바이러스를 공격한다. 그런데 이때 음식물을 투입하면 이 음식을 소화, 흡수하기 위해 위와 장이 움직이는 데 막대한 에너지를 쓰게 된다.

감기에 걸렸을 때 식욕이 떨어지는 이유는 바이러스를 없애는 면역 체계가 충분히 힘을 발휘할 수 있도록 그러는 것이므로 억지로 음식을 먹지 말고 몸이 내는 소리에 귀를 기울여야 한다. 애초에 인간은 얼마간 식사를 하지 않아도 살 수 있다. 예를 들면 70kg인 남성의 경우, 물만 마셔도 한 달 정도 생존이 가능하다. 감기에 걸리면 우리 몸은 위장을 포함한 여러 장기가 천천히 휴식을 취하면서 면역 체계가 완전히 가동할 수 있도록 돕는다.

감기를 예방하려면 어떻게 해야 좋은지에 대해서는 코로나19

를 통해 충분히 학습했다. 그 결과, 역시 손을 깨끗이 씻고 가글을 자주 하는 기본적인 생활 습관이 예방에 효과적이라는 사실을 알게 되었다. 알코올로 손을 소독하면 예방 효과가 더 커지는데, 이때 알코올 농도는 70% 정도가 가장 좋다고 한다. 집 안으로 바이러스를 끌어들이지 않는 일도 중요하기 때문에 현관에 손 소독제를 비치하고 집에 돌아오자마자 손 소독제를 이용해 바로 손을 닦아야 한다.

이런 지식이 널리 퍼진 덕분인지 코로나19가 유행하는 동안 감기와 독감 환자가 크게 줄었다. 우리는 지금까지 코로나19로 인해 많은 고통을 겪었다. 그렇지만 여기서 얻은 교훈을 잊지 말고 건강을 지키기 위한 좋은 습관으로 정착시켜야 한다.

무턱대고
약을 꺼리는 태도를 버린다

세상에는 약을 먹지 않는 편이 좋다고 믿는 사람이 있다. 부작용이 무섭다는 것이 이유다.

확실히 효능이 좋은 약에는 부작용도 따른다. 그런데 그 부작용은 대부분 아주 미세하다. 그리고 미세한 부작용을 걱정하기에는 그 약의 복용으로 훨씬 더 많은 좋은 효과를 얻을 수 있다. 그러므로 별다른 이유 없이 약 복용을 꺼리는 태도는 크게 손해를 보는 방식이라고 생각한다.

오히려 약물 사용을 꺼리는 바람에 병이 심해지는 경우가 많다. 좋은 약이 개발되기를 바라면서 결핵 등으로 목숨을 잃었던 옛날 사람들이 보면 한숨을 쉴 일이다.

혈압강하제는 환자들이 복용을 꺼리는 대표적인 약물이다. 한 번 복용하기 시작하면 평생 먹어야 한다는 낡아빠진 거짓 정보에 휘둘리는 환자들이 적지 않다. 지금은 수술 기술만큼 투약 치료도 눈부신 속도로 발전하고 있다는 사실을 모르기 때문이다.

이들은 약을 먹고 싶지 않다는 생각을 사고의 기본 바탕에 깔고 있기 때문에 이 생각을 뒷받침하는 정보를 찾아다닌다. 가령, 혈압은 억지로 낮추지 않는 것이 건강에 좋다고 주장하는 잡지 기사를 읽고 아무 의심 없이 그대로 믿는 식이다.

하지만 건강 정보를 받아들일 때는 냉정한 판단이 필요하다. 우리가 도달해야 할 목표는 약을 먹지 않는 것이 아니라 건강을 유지하는 것이다. 그렇다면 효능이 뛰어난 약을 이용하는 편이 좋지 않을까?

나의 전문 분야인 당뇨병의 경우, 병이 진행되어 인슐린이 분비되지 않게 된 환자라면 인슐린 주사를 맞아야 한다. 주사라고 하면 괜히 공포를 느끼는 사람이 있는데 지금은 매우 쉽고 아프지 않게 주사를 놓을 수 있다. 펜처럼 생긴 주사약을 배에 찔러 넣으면 끝이다. 먹는 약처럼 물도 필요 없고 매우 간단하다. 통증도 거의 없다.

콜레스테롤 수치를 떨어뜨리는 약도 획기적으로 발전 중이다.

LDL 콜레스테롤 수치가 높은 사람은 심근경색에 걸릴 위험이 급증하기 때문에 되도록 내리는 편이 좋다는 것이 세계 공통의 인식이다. 그래서 한때 프라바스타틴나트륨Pravastatin sodium 성분이 크게 유행했다. 그런데 이 약의 부작용으로 횡문근융해증Rhabdomyolysis 이라고 하는 증상이 발생하여 신부전으로 사망하는 사람이 나타났다. 매우 드문 사례이지만 이런 사례가 보고되자 사람들은 이 약의 사용에 신중해졌다.

한편 미국에서 발표한 최신 연구 결과에 따르면 로수바스타틴 Rosuvastatin calcium이라는 약을 이용하면 LDL 콜레스테롤 수치가 크게 저하되서 심근경색 위험을 큰 폭으로 줄일 수 있다고 한다. 이 약은 테스트해볼 만한 가치가 충분히 있다고 생각한다. 그 이유는 직접 내 몸에 테스트한 결과가 좋았기 때문이다.

나의 콜레스테롤 수치는 110mg/dl로 정상 범위 내이다. 그런데 관상동맥 CT 검사를 받아봤더니 관상동맥 중 한 곳이 25% 정도 협착되었음을 알게 되었다. 이 단계에서는 아직 심근경색 발작은 일어나지 않는다. 하지만 협착된 부분이 있는 것은 확실하니 예방 차원에서 로수바스타틴을 복용하는 것이 어떻겠냐는 저명한 순환 기내과 전문의의 추천을 받았다.

◆ 외상, 운동, 수술 등의 이유로 근육에 에너지 공급이 충분하지 않아 괴사가 일어나고, 이로 인해 생긴 독성 물질이 순환계로 유입되는 질환. 이 독성 물질은 신장의 필터 기능을 저하시켜 급성 세뇨관 괴사나 신부전증을 일으킨다.

그래서 실제로 복용했더니 LDL 콜레스테롤 수치가 $59mg/dl$까지 떨어졌다. 최신 연구 결과에 따르면 LDL 콜레스테롤 수치를 70 이하로 내리면 관상동맥 협착 진행을 확실하게 예방할 수 있으며 앞으로 혈관을 확장하는 스텐트 삽입술이나 우회술을 받을 필요가 거의 없다고 한다. 그래서 나처럼 LDL 콜레스테롤 수치가 정상인 사람도 이 약이 필요하다.

물론 앞으로 이 약의 사용에 따른 어떤 부작용도 생기지 않느냐고 하면 그렇다고 단언할 수 없다. 이 약의 부작용에는 앞서 설명한 횡문근융해증과 간 기능 장애가 있다. 그런데 이런 부작용이 일어났는지 여부는 혈액검사를 받으면 확실하게 알 수 있다. 즉, 부작용이 나타나면 복용을 중지하거나 다른 약으로 바꾸면 된다.

나는 적절한 약물 처방을 통해 앞으로 심근경색으로 사망하거나 심근경색을 예방하기 위해 스텐트 삽입술을 받는 위험을 피하는 길을 선택했다.

다양한 신규 약물이 개발되면 약을 처방하는 의사는 당연히 그에 관해 끊임없이 공부해야 한다. 하지만 공부는 의사만의 몫이 아니다. 환자들도 의식을 높이지 않으면 새로운 시대에 뒤처지게 된다. 환자들 역시 발전하는 의료 정보 중 자신의 건강을 지켜줄 방법을 선택할 수 있도록 지식을 갖추는 일이 필요하다.

약의 효능을 지나치게 믿지 않는다

내가 약물에 대하여 우려하는 부분은 오히려 지나치게 많은 시판 약품이다. 처방전이 필요 없는 약은 기능이 순해서 좋다면서 장복하는 사람이 많은데 부족한 인식에서 비롯된 행동이다.

예를 들면 록소프로펜Loxoprofen Sodium Hydrate이나 다이클로페낙 나트륨Diclofenac Sodium 같은 해열진통제는 의료 관계자들 사이에서 비스테로이드 항염증제NSAIDs, Non Steroidal Anti-Inflammatory Drugs로 불리며 빈번하게 처방된다. 이전에는 이 약들을 사기 위해서는 처방전이 필요했으나 지금은 시중 약국에서 아무나 구입할 수 있다.

무릎이나 허리 통증, 어깨 결림 같은 흔한 증상에 효과가 있어서 복용하는 사람이 많으며 약국에 가보면 눈에 잘 뜨이는 곳에 진열되어 있는 제품들이다. 그런데 비스테로이드 항염증제를 복용하면 신장이 나빠진다. 7일 이상 복용하면 신장에 부담을 주는데도 많은 사람이 장복한다.

그런데 사람들이 이 약들을 장복하는 것도 무리는 아니다. 정형외과 의사 중에는 환자들에게 이 약들을 한 달분씩 처방하는 의사도 있으니 말이다. 안타깝게도 비스테로이드 항염증제의 위험성을 모르는 의료 관계자도 많아서 좋은 진통제가 있다면서 계속 처방을 하는 실정이다. 그런 경험이 있으면 쉽게 시판 약품을 구입하는 것도 당연하다.

자세한 내용은 6장에서 설명하겠지만 신장은 침묵의 장기로 불리며 아무리 위험한 상태라고 해도 비명을 지르지 않는다. 관절통증은 몸에 큰 영향을 끼치지는 않지만 계속해서 아프다고 몸이 소리를 지르니 환자는 약을 찾아 먹게 된다. 그로 인해 훨씬 중요한 장기인 신장을 손상시킨다.

록소프로펜이나 다이클로페낙 나트륨 등 비스테로이드 항염증제는 일주일 넘게 복용하지 않도록 한다. 반드시 해열진통제가 필요한 상황이라면 어린아이에게 자주 처방하는 아세트아미노펜Acetaminophen을 추천한다. 비교적 신규 약품인 프레가발린Pregabalin이나 트라마돌 염산염Tramadol hydrochloride은 신장 기능을 악화시키지 않기 때문에 오랜 기간 복용해야 할 경우, 이 약들을 병원에 부탁해서 처방받도록 하자.

록소프로펜이나 다이클로페낙 나트륨도 바르거나 붙이는 형태로 사용하면 신장에 부담을 주지 않는다. 피부는 유해 물질이 몸 안으로 들어오지 못하도록 막는 튼튼한 장벽 역할을 담당한다. 즉, 약물 형태로 복용하면 소화기관을 통해 그대로 체내에 흡수되지만 바르거나 붙이는 약이라면 걱정하지 않아도 된다.

참고로 일본인은 서양인과 비교했을 때 약물의 효능이 빨리 발휘되는 체질이라고 한다. 종류에 따라서는 미국인의 권장 복용량의 4분의 1만 먹어도 효과가 나타나기도 한다. 그러므로 해외여행을 갔다가 현지 약국에서 구입한 약을 함부로 먹지 않도록 해야 한다. 해외든 국내든 시중에서 판매되는 약은 모두 괜찮다는 착각을 버리자.

50세부터 시작하는 습관: 여성

여성과 남성은 신체 구조가 다른 것은 물론이고 질병에 걸리는 방식도 각각 특징이 있다. 또한 여성은 나이에 따른 변화가 남성보다 크다.

예를 들어 암 발병률을 보면 전체적으로 여성보다 남성이 더 높다. 특히 20~30대 같은 젊은 세대의 경우 여성의 암 발병률이 더 높다. 유방암과 자궁경부암 발병 연령이 다른 암과 비교했을 때 낮은 경향이 있기 때문이다.

물론 이러한 암은 나이를 먹어도 걸린다. 오늘날 유방암은 나이를 불문하고 환자 수가 급증하는 추세이고, 여성의 부위별 암 발생률 중 1위를 차지한다. 단, 사망률을 살펴보면 발생률과 견줬을 때 5배 이상 내려가기 때문에 그만큼 생존율이 높은 암이기도 하다.

그렇기 때문에 이런 암으로 목숨을 잃으면 더욱 안타깝다. 유방 암 검진은 다른 암 검진과 마찬가지로 나이에 관계없이 반드시 받아야 한다.

하지만 유방을 강하게 압박해서 촬영하는 맘모그래피Mammography (X선 유방 촬영술)는 아프기도 하고 방사능에 피폭된다. 초음파 검사는 영상 판독이 어려워서 검사를 하는 의료진의 능력에 따라 검사 결과가 크게 좌우된다. 그래서 나는 유방 MRI 검사를 추천한다 ('습관 30 적절한 검사로 건강을 지킨다'를 참조하자). MRI라서 방사능에 피폭될 위험도 없다.

심근경색 등 혈관성 질환의 경우, 젊은 여성은 발병률이 낮은 경향이 있다. 남성의 경우, 축구 선수였던 마쓰다 나오키松田直樹 선수의 사례처럼 나이도 젊고 고도로 몸을 단련한 사람이라도 심근경색으로 사망하는 일이 있는데 젊은 여성은 거의 그렇지 않다. 그 이유는 여성호르몬이 혈관을 지켜주기 때문이다.

반대로 말하면 여성은 생리가 끊기는 시점부터 체질이 급격히 변하기 때문에 주의가 필요하다. 특히 대부분의 여성이 폐경을 맞이하는 시기부터 콜레스테롤 수치가 크게 변한다.

콜레스테롤에는 HDL(양성, '고밀도 콜레스테롤'이라고도 부른다)과

LDL(악성, '저밀도 콜레스테롤'이라고도 부른다)이 있는데, 나쁜 영향을 끼치는 콜레스테롤은 주로 LDL이다. HDL은 악영향을 끼치는 LDL을 감소시킨다는 사실이 알려졌다. 결론적으로 HDL 수치는 높을수록, LDL 수치는 낮을수록 좋다. 확실하게 심근경색을 예방하고 싶다면 LDL을 70mg/dl 이하로 유지해야 한다.

젊었을 때는 HDL이 많았던 여성도 폐경을 겪으면 압도적으로 LDL이 증가하는 경우가 있어서 건강상 문제가 나타난다. 이런 까닭으로 동맥경화가 진행되면 심근경색이나 뇌경색이 발생할 확률이 증가한다.

참고로 콜레스테롤 수치가 높으면 달걀 섭취를 줄이는 등 식단을 주의하라는 지도를 받게 된다. 하지만 이러한 지도는 체계적이지 못하다. 콜레스테롤은 80%가 간에서 생성되며 음식물을 통한 섭취량은 극히 적다. 체질적인 영향도 커서 약물 복용을 고려하는 편이 효율적이다.

'습관 24 무턱대고 약을 꺼리는 태도를 버린다'에서도 설명했듯이 요즘에는 획기적인 약물이 계속해서 개발되고 있는 중이다. 그러므로 낡은 정보에 얽매이지 말고 똑똑하게 판단해야 한다.

그리고 운동을 하면 HDL이 증가한다는 사실도 밝혀졌다. HDL이 높으면 LDL을 억제한다는 내용은 앞서도 설명했다. 운동을 싫어하는 사람이라면 스트레칭이라도 하는 습관을 들이면 좋다.

여성 건강과 관련해서 한 가지 더 이야기하자면, 여성의 경우 알츠하이머에도 주의가 필요하다. 특히 50세를 넘겼을 때부터 증가하는 '약년성 알츠하이머'는 여성에게서 많이 나타난다. 이 질환은 한번 걸리면 절대로 낫지 않는다. 얼마나 조기에 징후를 발견하고 진행을 늦출 수 있는지 여부가 중요하다. 또한 생활 습관병과 연관이 있는 것으로 알려졌기 때문에 부모님이 알츠하이머에 걸리지 않았다고 해서 안심하는 것은 금물이다.

여성은 남성보다 더 빨리 뇌 MRI 검사를 받기를 권한다. 특히 조기에 알츠하이머를 발견할 수 있는 VSRAD Voxel-based Specific Regional analysis system for Alzheimer's Disease 검사를 받도록 하자.

50세부터 시작하는 습관: 남성

나이를 먹을수록 남성호르몬인 테스토스테론^{Testosterone} 분비가 감소한다는 것은 예전부터 알려진 사실이다. 50대에는 테스토스테론 혈중농도가 20대의 절반으로 감소한다. 그리고 그로 인해 남성도 여성과 마찬가지로 갱년기 장애를 겪는다는 사실이 밝혀졌다. 남성 갱년기 장애는 최근 'LOH 증후군'으로 불리며 주목을 받고 있다.

애초에 남성이 활력적으로 움직일 수 있는 이유는 테스토스테론이 작용하기 때문이다. 그런데 그 활력의 원천이라고 할 수 있는 물질이 감소하게 되면 기운이 없어지고 기분이 가라앉는다. 구체적으로는 약한 우울증, 불안감, 집중력 저하 같은 정신적·심리적 장애를 앓게 된다. 육체적으로는 발기부전 장애가 나타난다. 이로 인해 더욱 자신감을 잃고 침울해지는 악순환에 빠지게 된다. 남성의 갱년기 장애도 상당히 심각하다.

예전에는 활력이 떨어져도 나이를 먹은 탓이니 어쩔 수 없다고 치부해버렸다. 하지만 지금은 부족한 남성호르몬을 보충하면 다시 젊어질 수 있게 되었다. 바로 크림 형태의 남성호르몬제를 음낭 뒷부분에 바르는 방법이다. 테스토스테론은 고환에서 생성되기 때문에 남성호르몬제를 음낭에 바르면 더 높은 효과를 얻을 수 있다. 1~2주 간격으로 주사를 맞는 방법도 있으나 크림 형태라면 누구나 쉽게 사용할 수 있어서 나는 이 방법을 추천한다.

참고로 먹는 약은 없다. 호르몬은 입을 통해 섭취하면 위에서 분해되기 때문에 먹는 약은 만들지 않는다. 마찬가지로 호르몬의 일종인 인슐린 복용 약이 없는 것도 같은 이유다.

내가 운영하는 클리닉에서는 남성 환자에게 기분이 가라앉거나 발기부전 같은 증상이 없는지 물어본 다음, 그렇다고 하면 유리 테스토스테론Free circulating testosterone 혈중농도를 측정한다. 그리고 이 수치가 낮으면 LOH 증후군을 의심하여 원하는 환자에게는 남성호르몬제 크림을 처방한다. 혈중농도에 따라 매일 바를지 일주일에 두 번 바를지를 정한다.

처음에는 반신반의하던 환자도 이 처방을 따른 뒤에는 '업무 의욕이 생겼다', '기분이 밝아졌다', '발기부전이 나았다'라며 깜짝 놀라면서 좋아한다. 단, 보험 적용이 되지 않기 때문에 테스토스테론 크림을 3개월분 처방받는 데 약 3만 엔(한화로 약 30만 원) 정도가 든다. 이 약을 사용할지 말지는 개인의 가치관에 따라 크게 달라진다.

나는 100세 시대를 살아가려면 호르몬을 보충하여 삶의 질을 높이려는 적극적인 자세도 필요하다고 생각한다. 만일 관심이 있다면 비뇨기과나 주치의를 찾아가서 상담을 받아도 좋겠다.

남성 건강과 관련해서 한 가지 더 이야기하자면, 50세가 지난 남성이라면 반드시 전립선암을 조사하는 PSA라고 하는 종양표지자 검사를 받는 것을 추천한다. 종양표지자 검사는 포괄적이라서 큰 효과를 보지 못하는 경우가 많지만, PSA는 확실하게 조기에 암을 발견할 수 있다. 현재 전립선암이 급증하는 추세인데, 이 검사를 매년 받으면 반드시 조기에 전립선암 발병 사실을 발견하여 대부분 수술을 받지 않고 방사선 치료만으로도 완치가 가능하다.

좋은 의사를 판별하는 힘을 키운다

일본에는 수많은 의료 기관이 있으며 의사 수는 32만 7,210명에 달한다(2019년 12월 기준). 따라서 자신의 상황에 맞춰 진료를 받고 싶은 의사를 선택할 수 있으니 실력 있는 의료 기관을 더 까다롭게 선별하자.

의사가 설명을 제대로 해주지 않는다든가 대기 시간은 긴데 진료 시간은 눈 깜짝할 사이에 지나간다고 불평을 터뜨리는 환자들이 많다. 하지만 곰곰이 생각해보면 아무도 당신에게 그 병원에

◆ 국민건강보험공단 통계에 따르면 2020년 기준 우리나라의 의료 기관 수는 9만 6,742기관이며, 의사 수는 10만 7,976명이다.

가라고 강요하지 않았다. 의료 기관을 선택한 사람은 전적으로 환자 본인이다.

혹시 병원에서 불쾌한 경험을 했다면 그 병원은 환자를 환영하지 않는 곳이다. 병원도 기본적으로 영리를 목적으로 하기 때문에 환자가 오는 것을 반기기 마련이다. 그렇지 않다면 나름의 이유가 있을 것이다. 그 점을 이해하고 환자로서 좋은 의료 서비스를 받을 수 있는 방법을 고민해야 한다.

의료 기관과 관련하여 먼저 바로잡아야 하는 오해 한 가지는 어떤 질환이든 큰 병원에 가는 것이 능사라는 믿음이다. 사실은 그렇지 않다.

국가 보건의료 시스템은 병원의 기능을 구분한다. 일반 의원부터 소형 병원, 대학 병원, 대형 병원 등으로 말이다. 이 중 대형 병원의 목적은 의원이나 소형 병원에서는 치료하기 어려운 환자를 치료하는 것이다. 이른바 생사가 걸린 환자를 진찰하는 일이 대형 병원이 하는 일이며, 이를 위한 의료기기와 인재를 갖추고 있다.

최신 의료기기와 우수한 인재가 있으니 무조건 대형 병원에서 진찰을 받아야 한다고 생각할 수도 있다. 하지만 중병에 걸린 환

이 책에서 일반 의원이라고 지칭한 병원은 병상 수 30개 미만의 1차 병원을 가리킨다. 2차 병원은 병상 수 30개 이상 500개 미만에 진료과 4과 이상의 종합병원을 의미한다. 3차 병원은 병상 수 500개 이상의 대형 병원으로 의과대학이 있는 대학의 부속 병원이나 상급 종합병원이 여기에 포함된다.

자를 치료할 때가 아니라면 그런 의료기기가 쓰이는 일은 없다.

그리고 첨단 설비를 갖춘 대형 병원에서 근무하는 의료진은 밤낮없이 생사의 갈림길에 선 환자를 응대하느라 매우 지친 상태다. 이런 상황에서 고혈압 환자나 당뇨병 환자가 찾아왔다고 치자. 그런 병이라면 환자가 좀 더 작은 병원으로 가서 진료를 받았으면 하는 것이 솔직한 심정일 것이다. 물론 환자에게 그런 속엣말은 하지 않고, 제대로 진찰을 해줄 것이다. 그렇게 진찰은 하지만 친절하게 정성 들여 해줄지는 난 잘 모르겠다.

이를 두고 의사가 설명을 제대로 해주지 않는다거나 대기 시간은 긴데 진료 시간은 눈 깜짝할 사이에 지나간다고 불평하는 것이 환자 대부분의 현실이다.

나는 환자가 질문이 많은 것은 당연하다고 생각한다. 그러므로 그런 요구에 답해줄 수 있는 의료 기관을 선택하는 것이 좋다. 예를 들면 고혈압 환자는 이런 질문을 많이 한다.

"고혈압 약은 한번 먹기 시작하면 끊을 수 없다고 하는데 사실인가요?"

"약을 먹으면 혈압이 지나치게 내려가진 않나요?"

"혈압이 갑자기 180까지 올라가면 어떻게 해야 하나요?"

이런 질문에 의사가 정성스럽게 대답하면 서로 신뢰 관계를 구축할 수 있고, 환자도 의사의 설명을 납득하고 치료도 쉽게 받아들인다. 이런 관계가 구축되지 않으면 환자 입장에서는 제대로 약을 챙겨 먹고 싶지 않을 수도 있다.

하지만 대형 병원에서 근무하는 의료진은 현실적으로 시간이 없다. 환자에게 자세하게 설명하는 시간을 가지고 싶어도 물리적으로 그럴 수가 없다. 그리고 생사를 오가는 환자를 응대하는 의사는 의외로 흔한 질병에 관해서는 잘 모르기도 한다.

반면에 전문 클리닉 의사는 전문 질환에 관한 지식이 풍부하고 같은 증상을 보이는 환자를 많이 진찰하기 때문에 다양한 사례의 비교도 가능하다. 처방하는 약의 용량도 정확하다. 무엇보다 환자가 질문을 하면 자세하게 설명해준다. 반대로 그렇지 않은 의사라면 피하는 것이 좋다.

물론 전문적인 처치가 필요한 경우, 환자의 증상에 맞는 좋은 병원을 소개하는 일도 클리닉의 중요한 역할이다. 나는 환자에게 고민이 있으면 언제든지 괜찮으니 진료 시간에 병원으로 전화해도 좋다고 이야기한다. 환자 본인뿐 아니라 가족에 관한 일이라도 전화로 상담해도 괜찮다고 말한다.

환자들로부터 가장 많이 오는 연락은 혈압이 200까지 올라갔는데 어떻게 해야 좋을지 묻는 것이다. 가족에게 증상이 나타났다는 연락이나 좋은 의사를 소개해줄 수 있는지를 묻는 전화도 많이 받는다. 환자들이 이렇게 연락을 해오는 이유는 의료적인 부분은 자칫 잘못 판단하면 엄청나게 큰일이 생기기 때문이다. 그리고 좋은 의사를 만나면 정확한 치료를 받을 수 있어서 생존할 수 있는 가능성이 훨씬 커지기 때문이다.

클리닉에서는 전문적인 치료를 받거나 증상에 대한 자세한 설명을 듣고, 생사가 달린 중대한 질병은 첨단 설비를 갖춘 대형 병원을 찾아가자. 이것이 바로 돈도 시간도 허비하지 않고 정신적인 스트레스도 많이 받지 않는 슬기로운 병원 이용법이다.

병원 순위를 맹신하지 않는다

주간지 등에서 이따금 명의를 소개하는 특집 기사를 게재하고 는 한다. 몇 번씩이나 같은 주제로 특집 기사를 싣는 이유는 그런 주제를 다루면 잡지가 더 잘 팔리기 때문일 것이다. 그런 기사를 실은 잡지가 잘 팔리는 이유는 다들 명의에게 진찰을 받고 싶기 때문이다.

먼저 미리 말해두고 싶은 부분은 모든 의사들이 다들 열심히 노력한다는 점이다. 눈앞에 있는 환자를 살리고 싶지 않은 의사는 없다. 이것은 분명한 사실이다.

하지만 안타깝게도 실력에는 큰 차이가 있다. 확실히 명의는 존재한다. 특히 수술을 많이 하는 외과의의 경우엔 명확하게 그렇다. 이른바 '신의 손'으로 불리는 사람들이다.

비유는 그렇게 하지만, 이 의사들은 신으로부터 능력을 부여받은 것이 아니다. 스스로 노력해서 쟁취한 것이다. 덕분에 작은 실수도 용납되지 않는 상황에서 밀리미터 단위의 섬세한 작업을 장시간 지속하고 돌발적인 문제가 발생해도 냉정하게 판단할 수 있다. 그리고 최종적으로 매우 어려운 수술을 성공시킨다. 이런 경지에 이르려면 무엇보다 노력이 필요하며 그런 명의는 기껏해야 5% 정도다.

실제로 명의로 유명한 의사가 이런 말을 했다. "내가 해외 출장 때문에 자리를 비웠을 때 안심하고 수술을 맡길 수 있는 의사는 의국원 60명 중 2명밖에 없다." 내과에서도 카테터를 사용한 어려운 검사나 수술을 다른 의사보다 훨씬 더 잘하는 의사가 있다. 이 사람 역시 명의다.

나는 내게 그런 재능이 없다는 사실을 깨닫고 수술이나 특수한 검사 기술이 필요하지 않은 당뇨병 전문의가 되는 길을 선택했다. 또 그만큼 매일 열심히 공부하고 임상 시험을 수없이 반복했다. 하지만 당뇨병은 생사와 직결되는 병이 아니라서 명의가 따로 없다.

그렇다면 명의를 만나려면 어떻게 해야 할까? 또는 명의는 아니더라도 안심하고 치료받을 수 있는 의사는 어떻게 찾아야 할까?

미국에서는 《유에스 뉴스 앤드 월드 리포트U. S. News & World Report》라는 잡지에서 매년 병원 순위를 발표하는데 의사와 환자 모두 이 기사에 주목한다. 이 기사에서는 치료 성적, 전문의 추천, 환자 만족도, 간호 레벨 등 아홉 가지 항목에 점수를 매겨서 매우 정확하게 평가한다.

미국은 일본처럼 국가 차원에서 운영되는 의료보험제도가 없다. 그렇기 때문에 개인이 가입한 보험을 통해 의료비를 보조받는다. 보험회사 입장에서는 빨리 치료할수록 보험금 지급액이 적어지기에 평소에 다양한 조사를 통해 보험 가입자에게 좋은 병원을 소개하는 시스템이 구축되어 있다. 이처럼 미국에서는 비용은 들지만 명의를 만날 수 있는 방법이 있다.

그런데 일본은 이 부분이 애매하다. 기본적으로 **일본 잡지사가 소개하는 '병원 순위'나 '명의 순위'는 정확하지 않은 부분이 많다.** 여기에는 몇 가지 이유가 있다.

먼저 수술 횟수 등 실적을 생각해보자. 수술 횟수가 많으면 그만큼 환자가 몰리는 인기 있는 병원이라는 뜻이며 경험이 풍부한 의사가 있다고 생각할 것이다. 하지만 어쩌면 그 수술 횟수를 채우려고 수술을 받을 필요가 없는 사람에게까지 수술을 실행했을 수도 있다. 특히 심장 카테터 시술은 어떤 환자에게 실시할지 의사가 판단한다. 그렇다 보니 아직 수술이 필요하지 않은 수준인데도 빨리 수술을 받는 게 좋겠다면서 환자에게 계속 수술을 권유하는 병원도 있을 수 있다.

내가 운영하는 클리닉으로도 가끔 잡지사에서 연락이 온다. 전화를 건 상대방은 "명의를 소개하는 특집 기사에 실리고 싶지 않으신가요?"라고 권유한다. 그 사람은 나한테 진찰을 받은 적이 없기 때문에 내가 어떻게 진료하는지 등에 대한 구체적인 내용은 전혀 모른다. 그런데도 기사를 쓸 수 있는 것인가?

게다가 그런 기사를 내주고 돈을 받는 곳도 있다. 비용만 지불하면 잡지에 명의로 소개해주는 것이다. 나는 그런 일에 전혀 관심이 없다. 애초에 내가 명의라고 생각한 적이 없기 때문에 그런 의뢰는 일절 받지 않는다.

잡지에 게재되는 병원 순위나 명의 소개 기사에 이런 뒷사정이 있다는 사실을 인식하고 수상한 정보를 무턱대고 받아들이지 않았으면 좋겠다. 만약 지인 중에 의료 관계자가 있다면 그 사람에게 물어보는 편이 좋다. 의료 관계자들은 병원과 의사의 역량을 의외로 정확하게 파악하고 있기 때문이다.

적절한 검사로 건강을 지킨다

대부분의 사람에게 의료 기관이란 무언가 자각증상을 느꼈을 때 가는 곳이다. 배가 아프거나 어지럽거나 잠이 잘 오지 않거나 기침이 멈추지 않는 등 증상은 다양하나 공통적으로 불편한 상태를 벗어나고 싶어서 병원을 찾는다. 때로는 어쩌면 심각한 병에 걸렸을 수도 있다며 불안을 느끼는 사람도 있는데 어쨌든 자각증상을 느꼈다는 사실에는 차이가 없다.

그런데 진짜로 심각한 병에 걸렸을 때는 이미 늦었다. 자각증상이 진짜로 들어맞는 일은 거의 없다. 따라서 아무 일도 없을 때 혹시 안 좋은 부분이 있는지 확인해보자는 쪽으로 의식을 개선해야 한다.

암은 물론이고 심근경색이나 뇌졸중 같은 혈관성 질환, 알츠하이머, 골다공증 등 어떤 질병이든 조기에 발견할수록 빨리 치료받을 수 있고 예후도 훨씬 좋다. 회사나 지방자치단체에서 실시하는 건강검진을 빼먹지 않고 받고 있다고 이야기하는 사람도 있을 테지만, 안타깝게도 그것만으로는 터무니없이 부족하다. 그렇다고 해서 일반적인 건강검진을 받지 말라는 이야기가 아니다. 그것으로 만족하지 말라는 뜻이다.

　일반적인 건강검진에서는 콜레스테롤 수치, 혈압, 체중, 시력, 간 기능 등 지극히 기본적인 검사만 받는다. 이런 항목들의 수치를 알아두는 것은 나쁘지 않다. 단, 이런 검사는 뒤로 미뤄둬도 된다. 무엇보다 중요한 것은 생명과 직결된 암과 심근경색, 뇌졸중에 관한 징조를 발견하는 검사다.

　이들 질환들의 발병 징조를 발견할 수 있도록 내가 추천하는 검사는 다음과 같다.

1. 흉부/복부 CT 검사

　이 검사를 매년 받으면 위암과 대장암 외의 암을 조기에 발견할 수 있다. 일반적인 건강검진에서는 대개 폐 엑스레이 검사와 복부 초음파 검사를 실시하는데 정밀도가 완전히 다르다. 폐암이 엑스레이로 찍힐 정도면 종양이 상당히 커진 경우가 대부분이며 가장 무서운 췌장암은 초음파 검사로 조기에 발견하기란 거의 불가능하다.

2. 위/대장 내시경 검사

위와 대장은 직접 점막을 확인하는 방법이 가장 확실하다. 위 조영 검사는 피폭 가능성이 있으며 정밀도가 높지 않아서 병변을 놓치는 일이 많다. 만일 위 조영 검사에서 이상이 발견되면 내시경으로 재검사한다. 그렇다면 아예 처음부터 내시경 검사를 받는 것이 좋지 않을까? 매년 검사를 받으면 예후가 좋지 않은 것으로 알려진 식도암도 조기에 발견하여 완치가 가능하다.

대장도 내시경으로 직접 확인하면 조기에 병변을 발견할 수 있다. 초기라면 검사 중 카메라 끝에 달린 가위로 바로 절제하기도 한다. 분변 잠혈 검사는 병변을 놓치는 일이 많아서 크게 신뢰할 수 없다. 대장 내시경 검사는 이상이 없으면 2년에 한 번 받으면 된다.

3. 관상동맥 CT 검사

심장 관상동맥이 얼마나 막혔는지 조사하는 검사다. 남녀 모두 50세를 넘으면 받는 것을 추천한다. 심근경색이 대해서는 '의사가 알려주는 최신 의학 정보-심근경색'에서 자세하게 설명하겠지만, 발작이 생기면 그대로 사망하는 일이 많은 무시무시한 질환이다.

하지만 발작이 올 정도로 혈관이 막히기 전에 스텐트 시술 등 적절한 치료를 받으면 목숨을 건질 수 있다.

4. 뇌 MRI 검사

뇌졸중은 뇌혈관이 막히는 뇌경색과 뇌혈관이 터지는 뇌출혈, 거미막하출혈을 총칭하는 말이다. 모두 목숨은 건지더라도 후유증을 겪는 경우가 많아서 반드시 예방해야 하는 질환이다. 뇌를 MRI로 촬영하면 작은 경색이나 동맥류도 발견이 가능해서 조기에 치료를 받을 수 있다. 그리고 VSRAD 분석이라고 불리는 검사를 받으면 치매 예후도 발견할 수 있다. 이 검사는 치매의 원인이 되는 전두엽 수축을 조사하는 검사다.

5. 남성은 종양표지자 검사 PSA, 여성은 유방 MRI 검사

최근 전립선암과 유방암이 급격하게 증가하고 있다. 이런 암은 조기에 발견하면 완치율이 훨씬 높아지기 때문에 검사가 필수다. 종양표지자 검사는 여러 종류가 있는데 전립선암을 발견하기 위한 PSA는 매우 정확해서 신뢰도가 높다. 젊은 나이에 발생하는 사례가 많은 유방암 검사의 경우, 맘모그래피는 아프고 촉진은 부끄러워서 받지 않으려는 여성이 많다. MRI는 고통도 없고 정밀도가 높은 검사라서 매년 받는 것을 추천한다.

병에 걸렸다고 해서
포기하지 않는다

　과거에 암은 한번 걸리면 고칠 수 없는 병이었다. 그러나 의학이 발전하면서 과거의 상식이 뒤집히게 되었고 암은 점차 치료 가능한 질병이 되어가는 중이다. 특히 전립선암이나 자궁경부암 등은 조기에 발견하면 거의 100% 치료가 가능하다. 단, 전제 조건이 있다. 바로 조기 발견과 적절한 치료다. 이제는 죽는 질병이 아니라며 쉽게 생각해서 방치했다가는 결국 목숨을 잃게 된다.

　나는 환자들에게 암 검사를 적극 권장하는데 매년 20~30명이 암을 조기에 발견한다. 대장암, 폐암, 위암 등이 많은데 내가 소개한 의료 기관에서 적절한 치료를 받고 다들 잘살고 있다.

그중에는 비교적 치료가 어려운 암을 발견한 사람도 있다. 한 남성 환자는 너무 바쁜 나머지 위/대장 내시경 검사를 소홀히 했다. 그런데 어느 날 배에 통증이 느껴져서 병원에 갔다가 식도암을 발견했다.

이후 나에게 전화로 연락을 했길래 그를 도우려고 조사를 하다가 그 병원은 식도암 수술 전문 병원이 아니라는 사실을 알게 되었다. 그래서 일본에서 가장 실력이 좋다는 의사를 소개해주었고 그는 복강경, 흉강경 수술(배나 가슴에 구멍을 내서 내시경으로 확인하면서 진행하는 수술)을 받게 되었다. 이전에 식도암 수술은 주로 가슴을 크게 절개하는 방법(지금까지도 이렇게 진행하는 의사가 많다)으로 진행되었는데 이 경우 환자가 수술 후에도 극심한 고통을 겪어야 했다.

다행히도 이 환자는 회복이 빨라서 지금도 여전히 건강하다. 복강경 수술 명의를 수소문하면서 나는 암이 많이 진행되었어도 수술 가능한 상태라면 전부 복강경으로 수술할 수 있다는 사실을 알게 되었다. 위, 식도, 대장 개복 수술은 이제 과거의 산물이 되었다.

암 검사를 통해 악성림프종이라고 하는 심각한 암을 발견한 환자도 있다. 이 환자는 암 전문 병원에서 임상을 받았는데 아직 미승인 된 옵디보를 개량한 신약을 사용한 결과, 3년이 지난 지금도 건강하게 살고 있다. 임상이라서 비용이 들지 않았다.

그러므로 아무리 심각한 암에 걸렸다고 해도 절대 포기해서는 안 된다. 가장 완치가 어렵다는 췌장암도 포기하면 안 된다. 췌장암은 원래 증상이 심각해서 낫기 어려운 암인 데다 다른 장기에 가려져 있어서 조기 발견도 어렵다. 앞서 설명한 복부 CT 검사를 매년 받으면 췌장암을 조기에 발견할 가능성이 큰데, 일반 건강검진에서 받는 복부 초음파로는 췌장암 발병 사실을 전혀 알 수 없다. 그래서 대부분 증상을 느꼈을 때는 이미 암이 진행된 상태다.

그런 상황에서도 췌장암을 극복한 사람이 있다. 내 지인의 형님은 췌장암을 2기에 발견했다. 췌장암은 치료가 어렵고 5년 생존율도 20%가 되지 않는다. 지역 병원에서는 이미 발견이 늦어서 생존할 확률이 없다고 단언했다. 그분이 나에게 상담을 받으러 왔기에 나는 전문의에게 소견서를 써주었다.

전문의는 특수한 방사선 요법, 최신 면역 치료, 카테터를 이용한 혈관 내 치료를 진행했고 먼저 전이된 부분을 제거하고 암을 최소한의 상태로 남겨두고 전부 절제했다고 한다. 그분은 3년이 지난 지금도 건강하게 살고 있다. 살 수 없다는 이야기를 들었던 암 환자도 결국 생존할 수 있게 된 것이다.

오늘날 의료는 눈부시게 빠른 속도로 진화 중이다. 그러니 어떤 질환이 발병했다면 그 상황을 무기력하게 받아들이지 말고 일단 무엇이든 치료할 방법을 알아보자. 무엇보다 '아는 것'이 중요하다는 사실을 다시 한번 전하고 싶다.

의료사고

2016년에 발표된 자료에 따르면 미국인의 사망 원인 1위는 심장 질환, 2위는 암, 그리고 3위는 '의료사고'라고 한다.

무서운 사실이지만, 이런 사실이 명확하게 밝혀진 것은 좋은 현상이라고도 할 수 있다. 일본에서도 미국과 마찬가지로 많은 의료사고가 발생하고 있는데도 흐지부지 넘어가고 있을 뿐인지도 모른다.

사람이 사망하면 그 사실을 확인한 의사는 서류에 사망 원인을 기재한다. 이를테면 심부전, 신부전 등이라고 적는 식이다. 그런데 이 심부전이나 신부전이 발생한 이유가 의료사고 때문이라고 해도 의료사고라고 적는 일은 없다.

의료사고는 대부분 분만을 포함한 수술에서 발생한다. 물론 투약이나 검사 시 사고로 인해 사망하는 환자도 있다. 의료 기관에서는 수술을 진행할 때뿐 아니라 CT, 내시경, 카테터 등 검사를 할 때 환자에게 동의서를 받는다. 사전에 위험성을 설명하고 그 내용을 환자가 이해한 후에 검사를 받았다는 증거로 남겨놓기 위해서다. 그렇지 않으면 고소를 당했을 때 병원으로서는 큰일을 겪게 된다.

특히 대장 내시경 검사는 까다로워서 실력 없는 의사가 하면 장에 구멍을 내는 사고가 발생한다. 그런 일이 생길까 봐 무서워서 일반 건강 검진에서는 실시하지 않고 분변 잠혈 검사라고 하는 조금도 정확하지 않은 검사로 해치우는 것이다.

그러나 환자 입장에서 봤을 때 아무리 위험하다고 해도 필요한 검사라면 반드시 받아야 한다. 이때 당연히 동의서에 사인하는 과정이 있는데, 환자는 동의서에 사인을 하며 이렇게 한 번 더 생각할지도 모른다.

'진짜로 이 병원에서(이 담당의한테) 이 검사를 받아도 될까?'

나의 답은 '시간이 되는 한 정보를 최대한 모으고 납득할 수 있는 검사와 치료, 수술을 받아야 한다'이다.

수술 등 의료적 처방도 인간이 하는 일이기 때문에 어떻게든 실수는 생긴다. 이러한 의료사고를 두고 유족이 아무리 항의를 한다고 해도 죽은 사람은 돌아오지 않는다는 결론은 변하지 않는다고 생각한다. 안타까운 일이지만, 그렇기 때문에 이런 사태를 처음부터 피할 방법을 마련해야 할 것이다.

6장

100세
건강 주권의
핵심 장기,
신장에
주목하라

그동안 잘 알려지지 않았던 신장의 중요성

현재 일본에는 약 1,000만 명이 넘는 당뇨병 환자가 있다. 일본 총인구가 1억 2,500만 명인 점을 생각하면 현대 일본 사회에 당뇨병이 얼마나 만연했는지 알 수 있다.

그렇다고 마냥 한숨만 쉬고 있을 수는 없다. 이보다 더 심각한 질병이 있기 때문이다. 바로 만성 신장병이다. 만성 신장병은 의료 관계자 사이에서 약어로 CKD^{Chronic Kidney Disease}로 불리며 최근 급증세가 큰 문제로 대두되고 있다. 일본의 만성 신장병 환자 수는 2,100만 명으로 당뇨병 환자의 2배가 넘는다. 만성 신장병은 일본인 6명 중 1명에게 발병한다(2017년《란셋》발표 기준).

2012년 일본신장학회가 발표한 가이드라인에는 만성 신장병을 겪는 환자가 1,330만 명으로 기록되어 있는데, 10년도 채 안 되는 사이에 1.6배로 급증한 것이다.

원래 신장은 급성 질환을 제외하고 다양한 원인에 의해 천천히 기능이 악화되는 일이 많은 장기다. 급성 신장병은 적절한 치료를 받으면 완치되기 때문에 그렇게 문제시되지 않는다.

문제는 신장 기능을 천천히 떨어뜨리는 만성 신장병이다. 사구체신염이나 당뇨병 합병증으로 인한 신장병이 있는 경우는 물론이고 고혈압, 비만, 노화에 의해 신장 기능은 조용히 저하된다. 즉, 한창 일할 나이일 때부터 누구나 만성 신장병에 걸릴 수 있다는 것이다.

만성 신장병이라는 개념은 2022년 미국신장재단이 처음 제시했으며, 그 후 전 세계에서 공유되고 있다. 2006년에는 매년 3월 둘째 주 목요일을 세계 신장의 날World Kidney Day로 지정했다. 2020년에는 코로나19로 인해 많은 나라에서 행사가 중지되었지만 그전에는 매년 전 세계에서 신장병과 관련한 계몽 활동을 펼쳤다. 그만큼 세계적인 규모로 만성 신장병 증가가 문제로 대두되고 있다는 뜻이다.

그런데 '만성'이라는 단어는 사람들을 혼란스럽게 만든다. 만성 신장병의 경우, 심근경색처럼 갑자기 고통스러운 발작이 덮치지는 않는다. 암처럼 전이되는 성질을 지닌 병도 아니다. 그래서 만성 신장병이 급증하고 있다고 호소해도 위기감을 느끼는 사람이 적다. 하지만 언젠가 반드시 생사에 관여하게 된다.

만성 신장병이 진행되면 인공투석에 의존해야 한다. 자력으로 체내 독소를 제거할 수 없기 때문에 기계를 이용하는 것이다. 이런 사람은 인공투석을 받지 않으면 곧 죽게 된다. 또한 일단 인공투석을 받기 시작하면 그때부터 5년 생존율은 60%다. 절반 가까이가 인공투석을 받은 지 5년 안에 사망한다는 뜻이다.

그뿐 아니다. 만성 신장병을 앓고 있으면 심근경색, 뇌졸중, 암에 걸릴 위험이 커진다. 실제로 중증 만성 신장병을 앓으면 사망률이 4배, 경증이라도 2배로 증가한다.

숨겨진 사인, 만성 신장병

　우리 몸의 장기는 어느 하나 혼자서 기능하지 않는다. 각각 상호작용을 통해 몸에 필요한 물질을 합성하거나 운반하거나 처리한다. 그중에서도 체내 독소를 분해하여 소변으로 배출하는 역할을 담당하는 신장은 다른 어떤 장기보다 또는 다른 어떤 기능보다 중요하다. 그럼에도 불구하고 알려지지 않은 숨겨진 기능이 많아서 그 중요성을 잊기 쉽다.

　나는 늘 환자들에게 이렇게 말한다. '심장 질환보다 무서운 병은 신장병입니다. 뇌졸중보다 무서운 병은 신장병입니다. 암 다음으로 무서운 병은 신장병입니다.'

당뇨병 환자는 합병증으로 인해 신장이 나빠지기 쉬우므로 더 주의해야 한다.

일본 후생노동성이 발표한 조사 결과에 따르면 2018년 일본인의 주요 사망 원인은 다음과 같다.

1위 암

2위 심장 질환

3위 폐렴(오연성 폐렴 포함)

4위 노쇠

5위 뇌졸중

6위 불의의 사고

7위 신부전

8위 자살

9위 대동맥 파열

10위 간 질환

이 조사 결과에서 신부전이 7위를 기록한 것을 보고 꽤 순위가 높다고 느낀 사람이 있을 것이다. 그만큼 신장은 수수해서 잊히기 쉬운 장기라고 할 수 있다. 하지만 이런 인식은 안이하다. 사실 신장은 무엇보다 생사와 관련되어 있는 장기이기 때문에 만성 신장병이 숨겨진 죽음의 원인일 가능성도 있다.

앞서 설명한 대로 만성 신장병이 있으면 심근경색, 뇌졸중, 암에 걸리기 쉽다. 그리고 노화를 가속화시켜 다양한 질환의 원인이 되는 AGE가 급격하게 증가해서 질병이 진행되는 속도가 빨라진다.

즉, 만성 신장병에 걸린 사람은 신부전으로 사망하기 전에 심근경색, 뇌졸중, 암 등 다른 질병으로 사망할 가능성이 높다고 생각할 수 있다(만성 신장병에 대해서는 나의 또 다른 책《최강의 해독법》에서 자세하게 다루고 있으니 참고하기 바란다).

염증은 만병의 근원

만성으로 발전한 신장병은 사구체신염, 당뇨병 신증, 고혈압, 비만, 노화 등 다양한 이유에 의해 더욱 악화된다. 그러나 이처럼 이유는 다양해도 현상만 보면 신장에 만성적으로 염증을 일으킨다는 점은 동일하다. 따라서 이 염증을 억제하는 치료가 필요하다.

만성으로 발전한 신장병을 치료하기 위해서는 공통된 치료를 적절하게 받는 것이 중요하다. 그런 의미에서도 '만성 신장병'이라는 의미를 알 수 없는 병명을 붙이게 된 것이다.

염증 자체는 상처나 멍으로부터 우리 몸을 지키는 중요한 면역 반응이다. 상처가 곪는 동안 우리 몸에서는 명백한 염증 반응이 일어나는데, 이러한 면역 반응은 상처를 치료하기 위해 외부의 병원균과 싸우는 과정에서 발생한다. 하지만 염증이 만성적으로 이어지면 그것은 문제가 된다. 면역 체계 또한 무너진다. 위염, 대장염, 췌장염, 방광염 등 다양한 질환에 '염炎'이라는 단어가 붙는데 이는 말 그대로 장기에 염증을 일으키기 때문이다. 급성은 또 경우가 다르지만 만성이 되면 염증이 계속 발생한다.

이 염증은 다양한 이유로 인해 나타난다. 스트레스도 그 원인 중 하나다. 실제로 강한 스트레스를 받았을 때 한번쯤 위가 아프거나 설사를 한 경험이 있을 것이다.

염증의 더 큰 원인은 앞에서도 설명한 'AGE(최종당화산물)'이다. AGE는 그 자체로도 염증을 유발하는 데다 이미 발생한 염증을 악화시킨다. 나는 신장이 나빠지면 AGE가 급속도로 증가한다는 논문을 발표한 바 있다. 즉, 만성 신장병이 있으면 다른 질병의 진행 속도가 매우 빨라진다.

참고로 당뇨병 환자가 암, 심근경색, 뇌졸중, 알츠하이머 등 각종 합병증에 걸리기 쉬운 이유도 AGE의 증가로 설명이 가능하다.

AGE는 포도당이 단백질과 결합하여 생성된다. 평소에 혈당치가 높은(혈중에 포도당이 많은) 상태라면 그만큼 AGE가 증가하기 쉬운 상황이 되어 합병증으로 인해 신장이 나빠지고 AGE가 급속도로 증가하여 몸 안의 염증을 악화시킨다.

심장과 신장의 밀접한 관계

만성 신장병은 각종 질환을 진행시키는데 특히 심장 질환과 밀접한 관련이 있다. 특히 이 두 장기의 연관성을 증명하는 내용으로 '심신증후군心腎症候群'이라는 병명이 있을 정도다.

원래부터 의료 현장에서는 환자의 심장 기능이 악화하면 신부전이 발생하기 쉽고, 신장 기능이 악화하면 심부전이 발생하기 쉽다고 하여 두 장기의 연관성을 지적하는 주장이 있어 왔다.

최근에는 신장 기능이 떨어지면 나타나는 알부민뇨가 심장 혈관에 나쁜 영향을 준다는 사실이 드러났다. 그리고 'GFR'이라고 하는 만성 신장병 진행 척도를 나타내는 지침이 심부전 예후를 측

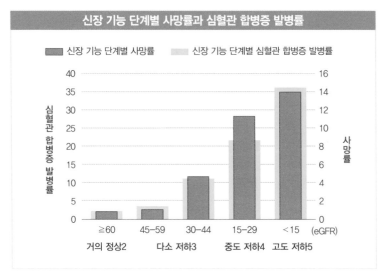

신장 기능 단계별 사망률과 심혈관 합병증 발병률

■ 신장 기능 단계별 사망률   신장 기능 단계별 심혈관 합병증 발병률

출처: 《뉴잉글랜드 저널 오브 메디슨》(2004)

정하는 좋은 기준이 된다는 사실 또한 밝혀져서 심장과 신장의 연관성에 대한 관심이 더욱 커지고 있다.

위의 그래프는 2004년 《뉴잉글랜드 저널 오브 메디슨》에 게재된 논문에서 발췌한 내용이다. 신장 기능이 떨어질수록 심혈관 합병증(심근경색, 뇌졸중)이 증가한다는 사실을 한눈에 알 수 있다.

심장과 신장의 연관성은 한창 일할 나이인 사람이라면 반드시 주의해서 살펴야 하는 중요한 주제다. 환자들을 봐도 한창 일할 나이인 사람의 몸 안에서는 다음과 같은 변화가 계속해서 발생한다.

고혈압, 비만, 당뇨병 등에 의해 조용히 만성 신장병이 진행된다.

만성 신장병이 진행되면서 심신증후군이 발생한다.

심신증후군이 발생하면 심근경색이 일어나기 쉬워진다.

만성 신장병이 AGE를 급속도로 증가시켜서 다른 장기에도 염증을 유발하고 뇌졸중과 암에 걸리기 쉬워진다.

고혈압, 비만, 당뇨병 같은 위험 인자가 없더라도 안심할 수 없다. 나이를 먹는 것 자체가 만성 신장병의 원인이 되기 때문이다.

그래서 50세가 넘으면 정기적으로 검사를 받아서 만성 신장병 발병 여부를 조금이라도 빨리 발견하여 반드시 치료를 받아야 한다.

만성 신장병을 발견하는 검사와 치료에 대해서는 뒤에서 자세히 설명하겠다.

삶의 질을 떨어뜨리는 만성 신장병

만성 신장병이 진행되면 인공투석이 필요하다. 앞에서도 여러
차례 언급했지만, 인공투석은 삶의 질을 크게 떨어뜨린다.

투석 치료는 1회당 4~5시간 정도 걸리며 일주일에 3번 정도 받
아야 한다. 이 시간 동안 계속 관이 연결되어 있기 때문에 아무것
도 할 수 없다. 업무도 집안일도 예전처럼 할 수 없게 되고 장기
여행도 갈 수 없다. 1급 신체 장애인으로 인정받을 만큼 심각한
일이다.

---

* 우리나라는 2급으로 인정한다.

나의 전문 분야인 당뇨병은 합병증이 무서운 질병이다. 혈당치가 올라가는 것만으로는 고통스러운 증상이 나타나지 않으나 합병증인 신장병으로 인한 인공투석, 당뇨병 망막증에 의한 실명, 신경 장애에 따른 발 절단 같은 추가적인 증상이 무시무시하다.

그런데 대부분의 의사들은 당뇨병 치료에서 가장 중요한 부분은 혈당치 조절이라고만 생각한다. 헤모글로빈A1c(당화혈색소) 수치가 좋으면 그걸로 충분하다고 인식한다.

그러나 혈당치를 조절해도 합병증이 악화하는 경우가 적지 않다. 혈당치를 전혀 신경 쓸 필요가 없다는 뜻은 아니지만 진짜로 중요한 부분은 이것이 아니다. 당뇨병 합병증을 어떻게 막을지가 중요하다.

당뇨병 전문의인 나의 철학은 '환자가 인공투석을 받는 일만큼은 어떻게든 막아야 한다'이다. 그래서 신장에 관해서는 신장내과 전문의에게 뒤지지 않을 정도로 열심히 연구했다. 나는 만성 신장병이라는 개념이 만들어지기 훨씬 전부터 신장을 계속 주시하면서 환자들에게도 만성 신장병의 위험성을 알렸다.

그런데 일본 전역을 보면 안타깝게도 인공투석을 받는 사람이 급증하고 있다. 다시 한번 40쪽에서 제시했던 '만성 투석 환자 수와 사망자 수 추이' 그래프를 살펴보자. 1983년에는 불과 5만 3,000여 명이었던 인공투석 환자 수가 2018년에는 약 34만 명이 되었다.

만성 신장병 환자들이 인공투석에서 해방되려면 신장 이식을 받는 수밖에 없다. 그런데 다른 나라들과 비교했을 때 일본은 신장 이식 비율이 매우 낮고 인공투석 비율이 압도적으로 많다.

이러한 상황은 일본 의료보험제도에 연간 1조 6천 억 엔(한화로 약 16조 원)이라는 엄청난 부담을 안겨주어서 사회문제로까지 대두 중이다. 1급 신체 장애인으로 인정받은 인공투석 환자의 의료비는 전액 정부 또는 건강보험공단이 지급한다. 인공투석 환자가 증가하면 삶의 질이 바닥으로 떨어지는 사람이 늘어날 뿐 아니라 국가 의료보험제도의 붕괴를 피할 수 없다.

신장병을
조기에 발견하지 못하는 이유

그런데 의학이 발전했는데도 지금까지 인공투석 환자가 급증하고 있는 이유는 뭘까? 같은 중증 만성 신장병이라도 서양보다 일본이 투석을 받는 비율이 훨씬 높다. 체질적인 문제도 있겠지만 구체적으로는 일본의 만성 신장병 치료가 제대로 이루어지지 않는다고 볼 수 있다. 몇 가지 원인을 생각해보자.

먼저 만성 신장병에 대한 사람들의 위기감이 희박하다는 점이다. 신장은 침묵의 장기이며 웬만큼 기능이 떨어지지 않는 한 자각증상이 없다. 그래서 대부분의 경우 눈치채지 못한 사이에 증상 악화가 진행된다. 붓기 등의 증상이 나타났을 때는 이미 말기에 가까운 상태다. 그래서 증상이 없는 동안에 발견하는 일이 중요하다. 하지만 조기 발견을 돕는 적절한 검사가 이루어지지 않고 있다. 일반 건강검진 중에서 신장 기능을 검사하는 항목은 혈액검사인 '혈청 크레아티닌 수치'다. 그런데 이 수치가 이상을 나타낼 때는 대부분 이미 늦은 상태다.

신장병 발병 여부를 알기 위해 진짜로 받아야 하는 검사는 소변 검사인 '알부민뇨 수치' 검사다. 이 검사는 소변에 있는 알부민이라고 하는 단백질을 조사하는 검사로, 우리 병원에서는 정상 수치를 18mg/g Cre('크레아티닌'의 약어) 이하로 본다(일본신장학회와 일본당뇨병학회에서는 30mg/g Cre 미만을 정상으로 본다).

신장 기능이 떨어지면 혈청 크레아티닌 수치에는 아직 아무런 변화가 없을 때부터 알부민뇨 수치가 점점 올라간다. 그리고 300mg/g Cre을 넘은 시점부터는 상승 속도가 변화하여 지수함수 상승 곡선을 그린다. 6,000mg/g Cre이 넘으면 인공투석을 피할 수 없게 되는데 증상 악화가 빠르게 진행되는 사람은 300mg/g Cre을 넘은 시점부터 2년 이내에 투석을 받게 된다.

당뇨병 전문의들은 알부민뇨 수치가 300mg/g Cre이 넘었을 때부터를 회생 불능 시점으로 본다. 이 지점을 넘으면 신장병을 치료할 수 없게 되어 투석을 받을 수밖에 없기 때문이다. 지금은 치료할 수 있는 수단이 있지만 그래도 알부민뇨 수치가 너무 높으면 대부분의 의사는 손을 쓸 수 없게 된다.

나는 알부민뇨 수치 3,000㎎/g Cre까지는 치료할 수 있으나 대부분은 여전히 300㎎/g Cre을 회생 불능 시점으로 보고 있다.

그리고 이 점이 큰 문제다. 혈청 크레아티닌 수치에 이상이 발생하기 시작하는 시점에는 이미 알부민뇨 수치가 2,000㎎/g Cre을 넘기 때문이다. 알부민뇨 수치가 이 정도면 신장병 4기인 말기로 발전하여 약 2년 후에는 투석을 받게 된다.

그래서 지금까지 매년 건강검진에서 아무런 지적도 받지 않았던 사람이 혈청 크레아티닌 수치에 이상이 생겨서 신장내과 전문의를 찾아갔더니 갑자기 투석 단계까지 얼마 남지 않았다는 선고를 받는 사례가 끊이지 않는다.

최근 한 대형 금융기관의 건강보험조합은 건강검진에 알부민뇨 수치 검사를 추가했다. 덕분에 직원들의 만성 신장병을 조기에 발견할 수 있는 계기가 마련되었다. 투석을 받지 않게 되면 직원 본인과 건강보험조합 양쪽 모두에게 이익이다. 훌륭한 제도라고 생각한다. 다른 건강보험조합도 이를 본받아서 따라 하는 움직임이 생기기를 바란다.

일본 후생노동성과 국민건강보험공단 모두 당뇨병, 고혈압 환자를 대상으로 1년에 한 번 신장 검사(알부민뇨 수치 측정)를 의무화해야 한다.

병을 고치는 의사,
병을 키우는 의사

신장내과 전문의 수가 극도로 적은 점도 일본의 만성 신장병 상황을 악화시키는 요인이다. 신장이 전공 분야가 아닌 일반 내과의들에게 지금부터 신장을 열심히 연구하라고 해도 이런 상황을 개선하기란 불가능하다.

의료 기관이 적은 지방에 가면 당뇨병 환자가 전문의가 아닌 내과의에게 진료를 받는 일이 적지 않다. 내과의는 당뇨병이 자신의 전문 분야가 아니기 때문에 오로지 혈당치 조절에만 신경을 쓰고 신장 상태는 혈청 크레아티닌 수치만 조사하면 충분하다고 생각한다. 결과적으로 문제가 생긴 신장은 끝없이 방치된다.

지방이 아닌 의료 기관이 많은 지역에 거주하고 있더라도 의사를 잘못 선택하면 결과는 마찬가지다. 게다가 당뇨병 전문의라고 해도 합병증으로 인해 나빠진 신장을 치료할 수 있는 의사는 한정적이다. 의사들은 대부분 당뇨병 때문에 신장이 망가지는 일은 도저히 막을 수 없다고 처음부터 치료를 포기하는 경향이 있다.

이런 상황에 처해 다른 병원에서 우리 병원을 찾아온 환자가 몇 명이나 있다. 어떤 환자든 알부민뇨 수치가 회생 불능 시점을 훨씬 전에 지난 상황이었는데 투약 치료를 통해 알부민뇨 수치를 확실하게 내려서 환자가 투석을 받는 일은 피할 수 있었다.

당신이 만성 신장병으로부터 자신을 지키려면 알부민뇨 수치를 꼭 검사할 필요가 있다. 만약 알부민뇨 수치에 이상이 생기면 망설이지 말고 신장내과 전문의가 있는 의료 기관을 검색해서 진료를 받아야 한다. 알부민뇨 수치 검사 자체는 일반 의원에서도 받을 수 있다. 검사를 받을 수 있냐고 물어봤을 때 그런 검사는 필요 없다고 대답하는 의사는 신장의 중요성을 이해하지 못한 사람이다.

일반 건강검진에서는 주로 소변에 시험지를 담가서 확인하는 검사를 많이 한다. 소변에 있는 당과 단백질(알부민 외에도 다양한 종류의 단백질)이 검출되면 종이 색이 변한다. 일반 소변 검사에서 이상이 있다는 지적을 받았다면 반드시 정밀 검사를 받기 바란다. 검출된 성분이 당이든 단백질이든 잠혈이든 전부 간과해서는 안 된다.

만약 소변에서 단백질이 검출된 경우, 대부분 알부민뇨 수치가 300㎎/g Cre 이상인 상태로, 신장병이 상당히 악화된 상황이다. 당뇨병 환자라면 당뇨신장병 3기에 해당할 경우, 앞서 설명한 회생 불능 시점을 넘었을 가능성이 크다. 이런 경우 투석 위험성이 상당히 높아서 이를 막기 위한 치료가 가능한지 반드시 주치의에게 확인해야 한다. 만약 의사가 투석을 막을 수 없다고 한다면 꼭 의사를 바꾸기 바란다. 그렇지 않으면 투석을 받아야 하는 상황에 부딪히게 된다.

물론 과격한 운동 등을 한 후에도 소변에서 단백질이 검출될 수 있다. 하지만 치료가 필요한지는 전문의가 제대로 검사하고 나서 판단할 문제지 스스로 결정해서는 안 된다. 만일 소변에서 단백질이 검출되었다면 만성 신장병 발병 여부를 발견할 수 있는 좋은 기회이므로, 반드시 (내과의가 아닌) 신장 전문의에게 진료를 받기 바란다.

현장에서 직접 경험한
최신 신장병 치료법

만성 신장병이라는 개념이 확산되면서 진료 기준이 되는 'GFR'이라고 하는 수치가 확립되었다. 지금은 이 수치에 따라 만성 신장병 중증도를 판단한다. 그런데 내용이 조금 복잡해서 여기서는 다루지 않기로 한다.

만성 신장병 치료법에 대해서는 전 세계에서 다양한 시도가 이루어지고 있는데 담당 의사에 따라 큰 차이를 보인다. 앞서 설명했듯이 일본에서는 신장내과 전문의가 극히 적어서 대부분 일반 내과의가 만성 신장병 환자를 진찰한다. 이들은 다양한 증상을 지닌 환자를 봐야 하기 때문에 신장에 관해서 따로 공부할 시간을 낼 수 없다.

나는 텔미사르탄Telmisartan, 아젤니디핀Azelnidipine 같은 약을 이용해서 신장 치료를 진행한다. 이 약들은 원래 고혈압 치료제로 개발된 약물이다. 그런데 알부민뇨 수치를 떨어뜨려서 만성 신장병을 개선한다는 연구 결과가 발표되었기에 반신반의하는 마음으로 테스트를 해봤는데 뛰어난 효과를 얻을 수 있었다.

그렇다고 혈압 치료제라고 해서 뭐든 만성 신장병에 효과를 보이지는 않는다. 아젤니디핀과 니페디핀Nifedipine 같은 약물을 투여했을 때 알부민뇨 수치 변화를 조사한 연구에 따르면 아젤니디핀은 알부민뇨 수치를 떨어뜨렸으나(즉, 신장에 좋음) 니페디핀은 반대로 수치를 상승시켰다(즉, 신장에 나쁨). 이렇게 동일한 계열의 약이 정반대로 작용하기도 한다.

그 밖에도 스피로노락톤Spironolactone이라고 하는 혈압 치료제 역시 알부민뇨 수치가 상당히 높은 사람에게 효과를 보였으나 사용 방법이 쉽지 않다. 그동안 이 약은 칼륨 수치를 높이기 때문에 신장이 좋지 않은 사람에게는 쓸 수 없었다. 그런데 2012년부터 이 약이 신장 건강이 상당히 좋지 않은 환자의 알부민뇨 수치를 비약적으로 개선하는 효과가 있다는 사실이 밝혀졌다. 과거의 상식을 완전히 뒤집는 연구 결과였다. 부작용 없이 이 약의 효능을 제대로 이용하려면 지식과 경험이 반드시 필요하다.

즉, 요즘에는 비급여진료 약품을 사용하면 과거에는 치료할 수 없거나 이미 늦었다고 생각했던 신장병도 투석 없이 고칠 수 있게 되었다. 그래서 나는 신규 환자들에게는 비급여진료 약품을 처방하는 자유 진료를 하여 이를 통해 알부민뇨 수치 3,000mg/g Cre, 혈청 크레아티닌 수치 3.0mg/dl의 환자도 살려내는 경험을 할 수 있었다.

가장 좋은 주치의는 나 자신

다시 한번 만성 신장병의 위험성에 대해 정리해보겠다.

- 오늘날 일본에는 이 질환을 겪는 환자가 매우 많다.
- 이 중 대부분이 자기가 이 병에 걸렸다는 사실을 인식하지 못한다.
- 인공투석을 받는 환자가 예상보다 훨씬 많이 급증하고 있다.
- 만성 신장병에 걸리면 심근경색이나 뇌졸중 등 합병증으로 인해 빨리 죽는다.

이러한 병을 앞에 두고 당신의 생명을 지켜줄 사람은 누구일까?

정확한 치료를 하는 의사는 당신의 생명을 지키는 데 도움을 줄 수 있다. 하지만 결국 마지막에는 당신만이 남는다. 정확한 치료를 받을 수 있는 곳으로 자신을 끌고 가지 않으면 아무것도 못하게 된다.

당뇨병 환자 중에도 치료를 방치하는 사람이 많다. 혈당치가 높다는 지적을 받았는데도 병원에 가지 않는 사람이 과거에는 절반을 넘었다. 최근 들어서야 드디어 60% 정도가 통원 치료를 받는 수준이 되었다. 그래도 여전히 40%는 병을 방치 중이다. 혈당치가 높은 증상만으로는 고통을 겪지 않기 때문에 이대로도 괜찮다며 병을 우습게 보는 것이다.

하지만 괜찮을 리가 없다. 그대로 내버려두면 당뇨병의 합병증인 신장병이 반드시 악화된다. 그리고 인공투석을 받는 지경이 되어서야 '좀 더 빨리 치료를 받을걸' 하며 후회한다.

이는 당뇨병 환자에게 국한된 이야기가 아니다. 만성 신장병 역시 웬만큼 몸 상태가 나빠지지 않고서야 자각증상이 나타나지 않으며 증상을 느꼈을 때는 이미 늦었다.

지금까지 몇 번이나 반복해서 설명했듯이 알부민뇨 수치를 측정하면 만성 신장병을 조기 발견할 수 있다. 검사를 받을지 말지를 결정하는 사람은 의사가 아닌 바로 당신이다.

만약 운 나쁘게 만성 신장병이 진행되었다고 해도 그대로 투석을 받을지, 포기하지 않고 고칠 수 있는 의사를 찾을 것인지 역시 당신이 정해야 한다.

만약 검사 결과, 당신의 알부민뇨 수치가 300㎎/g Cre을 넘었다면 담당의가 신장내과 전문의에게 보낼 소견서를 쓰는 것이 정석이다. 그렇지 않다면 스스로 신장내과 전문의나 신장병을 치료해줄 의사를 찾아야 한다.

지금부터 이런 생각을 키우는 일 역시 건강을 지키는 소중한 습관 중 하나가 될 것이다.

건강을 좌우하는 작은 습관

처음부터 지금까지 거듭 설명한 작은 습관들은 전부 만성 신장병과 무관하지 않다. 만성 신장병은 생활 습관병 중 최고봉이라고 할 수 있다. 신장을 지키려면 다시 한번 생활 습관을 재정비해야 한다.

혈압이 높은 사람은 혈압을 떨어뜨리자. 그러려면 먼저 매일 집에서 혈압을 측정하는 습관이 필요하다. 자신의 혈압을 정확하게 파악하는 일에서부터 시작하여 염분 섭취 줄이기와 운동 등을 통해서도 혈압이 떨어지지 않는 경우에는 투약 치료를 받기 바란다.

염분 섭취량을 줄이자. 염분의 과잉 섭취는 혈압을 상승시킬 뿐 아니라 소변을 투과하는 과정에서 신장에 부담을 준다.

비만 상태에서 벗어나자. 하도 많이 들어서 귀에 딱지가 앉을 지경이라도 해도 몇 번이고 계속해서 말해도 지나치지 않은 내용이다. 살이 찐 상태에서는 절대 건강해질 수 없다. 살이 찌는 이유는 당질을 지나치게 많이 섭취했기 때문이다. 그 자체도 큰 문제다. 이 문제를 방치해서는 안 된다.

담배는 반드시 끊자. 금연은 의지로 해결할 수 있는 문제가 아니다. 자신이 니코틴에 중독되었다는 사실을 받아들이고 금연지원센터에 등록하는 것이 현명한 선택이다.

운동은 적당히 하자. '적당히'가 도대체 어느 정도인지 판단하기란 어렵지만 계속할 수 있는 정도를 기준으로 삼으면 좋다. 당장이라도 그만두고 싶어질 만큼 과도한 운동은 활성 효소를 대량으로 분출해서 오히려 몸에 좋지 않다. 그리고 애초에 지속적으로 하지 않으면 습관이 될 수 없다. 하루에 만 보씩이나 걸을 필요는 없다. 식후에 스쿼트 같은 근육 트레이닝을 하는 편이 혈당치를 개선하는 데는 더 도움이 된다.

변비에 주의하자. 변비를 결코 우습게 보면 안 된다. 변비가 신장 기능에 미치는 악영향이 증명되고 있다.

단백질 보충제(프로틴)은 같은 인공 식품 대신 균형 잡힌 식단으로 식사하자. 패스트푸드, 편의점 도시락, 가공식품, 당질이 잔뜩 들어간 주스와 청량음료를 최대한 줄이고 채소를 많이 먹어야 한다.

여기에 열거한 내용은 전부 당연한 이야기뿐이다. 거꾸로 말하자면 당연한 일을 '막연히' 대강 하다 보면 그 사람은 높은 확률로 만성 신장병에 걸리기 쉽다.

다시 한번 힘주어 말한다. 만성 신장병에 걸리면 AGE가 대량으로 분비되어 각종 질병에 걸릴 확률이 커지고 노화 진행 속도가 빨라진다. 즉, 정해진 수명보다 일찍 죽는다. 또한 인공투석을 받게 되면 삶의 질이 현저하게 떨어진다.

그러므로 당연한 일을 당연히 잘 실천해서 소중한 신장을 비롯해 당신의 건강을 지키기 바란다.

심근경색

미국인의 사망 원인 1위는 심근경색이다. 일본에서도 암에 이어 사망 원인 2위를 차지할 만큼 심근경색은 매우 무시무시한 질병이다. 심장에는 관상동맥이라고 하는 큰 동맥이 있는데 이 동맥을 거쳐서 혈액이 공급된다. 이 관상동맥이 막히면 혈액을 통한 산소 공급과 영양소 공급이 불가능해져서 심장 근육을 괴사시킨다. 이것이 바로 심근경색이다.

그렇다면 관상동맥이 막히는 이유는 뭘까?

혈액 안에 산화 LDL(악성 콜레스테롤 또는 저밀도 콜레스테롤)이나 AGE로 변화한 LDL이라고 하는 나쁜 물질이 있으면 면역세포인 대식세포Macrophage가 이 물질을 먹어치워서 우리 몸을 지킨다. 산화 LDL이나 AGE-LDL을 잡아먹은 대식세포는 괴사한 혈관 벽에 달라붙어서 '플라크Plaque'라고 하는 동글동글하게 생긴 덩어리를 만든다.

사멸한 대식세포가 가득 쌓여서 플라크가 커지면 혈관 일부가 찢어져서 혈액 안으로 플라크가 들어가게 되고 여기에 혈액이 달라붙어서 큰 덩어리를 만든다. 그리고 이 덩어리가 혈관의 협착된 부분을 막으면 심근경색이 발생한다.

지금까지 심근경색 발작을 예방하기 위한 치료는 관상동맥 협착이 75% 진행되면 필요하다는 인식이 널리 공유되었다. 그런데 혈액 안을 흐르는 플라크는 몸집이 큰 경우, 50%만 협착되어도 혈관을 막을 수 있다고 한다.

그래서 50% 협착이 이루어지면 그 단계에서 LDL 수치를 떨어뜨리는 약물 치료를 해야 한다는 인식이 전 세계로 확산되었다. LDL 수치 자체를 떨어뜨리면 플라크의 모체가 되는 산화 LDL이나 AGE-LDL도 당연히 줄어들기 때문이다.

미국에서는 심근경색 위험이 큰 사람은 LDL 수치를 70 미만까지 떨어뜨릴 것을 권장한다. 유럽학회에서는 50 이하가 바람직하다는 견해를 펼쳤다.

나는 협착이 25% 정도 진행되면 약물로 LDL 수치를 70 이하로 떨어뜨리는 방법이 좋다고 생각한다. 그렇게 되면 협착 부분에 스텐트 삽입술이나 관상동맥 우회술 등 거창한 수술을 하지 않아도 되기 때문이다.

에필로그

　의학적인 근거가 뒷받침된 건강 습관을 몸에 익혀두면 언제 어디에서든 병과 이길 수 있는 재산이 된다. 결코 돈으로 살 수 없는 소중한 것을 먼 미래의 우리에게 전해주는 것이다.

　예를 들어 음식을 꼭꼭 씹어 먹는 작은 습관은 건강에 좋은 영향을 준다. 꼭꼭 씹으면 소화를 도와서 위의 부담을 줄여줄 뿐 아니라 포만 중추에 신호를 보내서 과식을 방지한다. 과식하지 않으면 비만을 예방할 수 있고 결과적으로 모든 위험한 질병에 걸릴 확률이 줄어든다. 그리고 천천히 맛을 음미하게 되어 불안하고 초조한 기분에서 벗어날 수 있다.

이 책에서 설명한 작은 습관들이 이미 몸에 밴 사람도 있을 것이다. 이런 사람들은 그렇지 않은 사람보다 훨씬 편안하고 좋은 삶을 보낸다. 또한 작은 습관이 지니는 커다란 가치를 이해하고 있기 때문에 자신의 건강을 위한 제대로 된 좋은 선택을 한다.

이번 책에서는 그런 올바른 선택을 가능하게 하는 지식을 쌓는 습관에 대해서도 살펴보았다. 이 책을 계기로 당신도 부디 운이 좋은 그룹에 들어가기 바란다. 그러려면 '나이가 더 들면 해야지'라는 생각을 하기보다 지금 당장 행동으로 옮길 것을 권한다. 좋은 습관은 빨리 익힐수록 그만큼 혜택이 커지기 때문이다.

40대부터 평소에 조금씩 근육 트레이닝을 하는 습관을 들인 사람과 체력이 떨어졌다고 느꼈을 때 제대로 시작하자면서 뒤로 미루는 사람은 60대, 70대 혹은 더 나이를 먹은 후의 삶의 질이 완전히 다르다. 이는 오랫동안 수많은 환자를 진찰하면서 쌓인 경험과 나 스스로 나이를 먹어감에 따라 축적된 경험에 근거해서 단언할 수 있다.

하지만 하루아침에 습관을 쉽게 바꿀 수는 없다. 인간은 어떻게든 눈앞의 쾌락에 달려들기 쉬운 연약한 존재다. 평소에 좋아하던 단 음식이나 정크 푸드가 테이블에 놓여 있으면 자기도 모르게 손을 뻗고 만다.

그렇기 때문에 '내가 이렇구나' 하고 인식하고 좋은 습관을 들일 더 합리적인 방법을 찾는 것이 중요하다. 그러다 보면 올바른 건강 지식을 쌓는 중요한 습관이 축적된다. 여기서 한발 더 나아가 '좋은 습관이 쌓이면 얼마나 멋진 일이 생길까?' 하고 먼 미래의 모습을 상상해봐도 좋을 것이다. 좋은 습관이 축적되면 과연 어떤 일이 생길까?

피로와 스트레스가 해소되고 몸과 마음 모두 건강해진 것을 실감할 수 있다. 대사증후군에서 벗어나서 몸매도 슬림해지고 피부도 좋아진다. 행동이 민첩해져서 외모도 젊어진다. 스스로 건강을 조절할 수 있다는 자신감도 생긴다. 이외에도 좋은 점들은 얼마든지 많지만 앞으로 당신이 직접 느끼게 될 테니 나머지 장점들에 대해서는 따로 이야기하지 않고 남겨두겠다.

물론 긴 인생을 살다 보면 중간에 컨디션이 무너지는 일도 생긴다. 100세까지 산다고 생각하면 당연한 일이다. 건강해지는 길에서 완벽은 중요하지 않다. 매일 즐겁게 살 수 있는 상태를 유지하는 일이 더 중요하다. 여기에도 작은 습관들이 큰 도움이 된다.

부디 이 책을 통해 많은 독자들이 건강을 위한 작은 습관을 익혀서 멋진 100세 인생을 살기 바란다.

참고 도서

레시피

- 《결정판 전자레인지로 쉽게 만드는 당질 오프 레시피》(마키타 젠지 지음, 마키노 나오코 요리, 신세이출판사, 2021, 국내 미출간)

- 《당질 오프 다이어트 식사》(마키타 젠지 지음, 사카시타 지에 요리, 신세이출판사, 2016, 국내 미출간)

- 《당질 오프 채소 듬뿍 반찬》(마키타 젠지 지음, 이와사키 게이코 요리, 신세이출판사, 2016, 국내 미출간)

- 《전자레인지로 쉽게 만드는 당질 오프 레시피》(마키타 젠지 지음, 겐미자키 사토미 요리, 신세이출판사, 2016, 국내 미출간)

- 《평생 건강해지는 파워 샐러드》(마키타 젠지·유키마사 리카 지음, 일본문예사, 2021, 국내 미출간)

식사법

- 《개정판 당질량 핸드북》(마키타 젠지 지음, 신세이출판사, 2016, 국내 미출간)

- 《식사가 잘못됐습니다》(마키타 젠지 지음, 전선영 옮김, 더난출판, 2018)

- 《식사가 잘못됐습니다 2 실천편》(마키타 젠지 지음, 문혜원 옮김, 더난 출판, 2020)

- 《최강의 몸은 식사로 만들어진다!》(마키타 젠지 지음, 각켄플러스, 2021, 국내 미출간)

신장병·당뇨병

- 《노화가 잘못됐습니다》(마키타 젠지 지음, 김윤희 옮김, 더난출판, 2022)

- 《당뇨병에 걸리면 죽는 사람, 사는 사람》(마키타 젠지 지음, 분순신쇼, 2014, 국내 미출간)

- 《당질》(마키타 젠지 지음, 김선숙 옮김, 성안당, 2020)

- 《젊음을 유지하고 건강하게 사는 백년 식사 최강의 레시피》(마키타 젠지 지음, 신세이출판사, 2018, 국내 미출간)

- 《젊음을 유지하고 건강하게 사는 백년 식사》(마키타 젠지 지음, 이선 이 옮김, 이너북, 2020)

- 《최강의 해독법》(마키타 젠지 지음, 박유미 옮김, 코리아닷컴, 2021)

중년의 건강을 좌우하는 최강의 무기,
헬스 리터러시의 힘

100세 건강 주권

초판 1쇄 발행 2022년 6월 10일

지은이 마키타 겐지
옮긴이 송한나
펴낸이 민혜영 | **펴낸곳** (주)카시오페아 출판사
주소 서울시 마포구 월드컵로14길 56, 2층
전화 02-303-5580 | **팩스** 02-2179-8768
홈페이지 www.cassiopeiabook.com | **전자우편** editor@cassiopeiabook.com
출판등록 2012년 12월 27일 제2014-000277호
편집 최유진, 이수민, 진다영, 공하연 | **디자인** 이성희, 최예슬 | **마케팅** 허경아, 홍수연, 변승주
책임디자인 강수진

ISBN 979-11-6827-041-1 (03510)

이 책은 저작권법에 따라 보호받는 저작물이므로 무단전재와 무단 복제를 금지하며, 이 책의 전부
또는 일부를 이용하려면 반드시 저작권자와 (주)카시오페아 출판사의 서면 동의를 받아야 합니다.

- 잘못된 책은 구입하신 곳에서 바꿔 드립니다.
- 책값은 뒤표지에 있습니다.

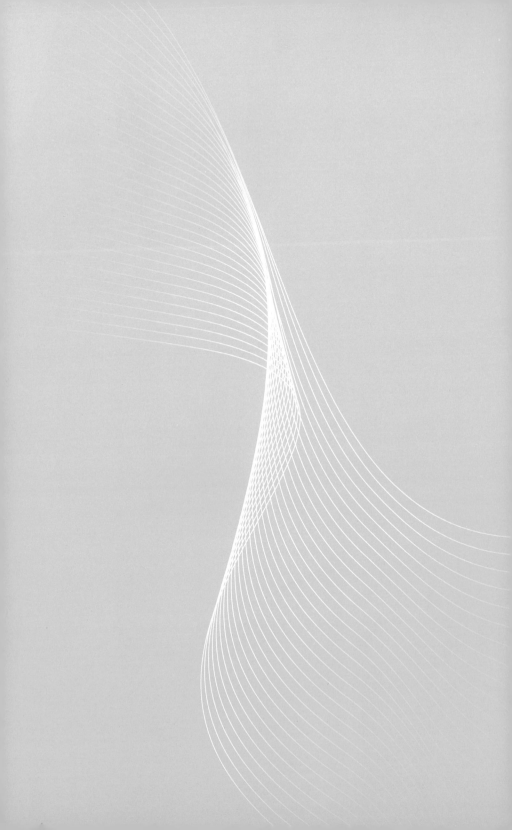